Petra Silberbauer

Entspannungsgeschichten

40 Fantasiereisen durch die Jahreszeiten

zum Meditieren, Entspannen

oder Energie auftanken

AF808243

Bibliographische Information der Deutschen Nationalbibliothek

Die Deutsche Nationalbibliothek verzeichnet diese Publikation in der deutschen Nationalbibliographie; detaillierte bibliographische Daten sind im Internet über http://dnb.d-nb.de abrufbar.

© 2020 Alle Rechte vorbehalten

Rechtliche Hinweise

Die Verwertung der Texte und Bilder, auch auszugsweise, ist ohne Zustimmung des Angelina Schulze Verlags urheberrechtswidrig und strafbar. Dies gilt auch für Übersetzungen, Vervielfältigungen, Mikroverfilmung und für jegliche Art von Verarbeitung mit elektronischen Systemen. Als Leserin und Leser dieses Buches möchten wir Sie ausdrücklich darauf hinweisen, dass keine Erfolgsgarantie für die Verwendung der Texte gewährt werden kann. Die Inhalte in diesem Buch spiegeln die Erfahrungen von Petra Silberbauer wider. Der Verlag und die Autorin übernehmen auch keinerlei Verantwortung für jegliche Art von Folgen z. B. unerwünschte Reaktionen, Verluste, Risiken, falsch verstandene Texte oder Anwendungen. Diese Veröffentlichung wurde nach bestem Wissen erstellt. Sollten Inhalte dieses Buches gegen geltende Rechtsvorschriften verstoßen, dann bitten wir Sie um eine Benachrichtigung, um die betreffenden Inhalte schnellstmöglich zu bearbeiten bzw. zu entfernen

Autor des Buches: © 2020 Petra Silberbauer

Layout und Satz des Buches: Angelina Schulze

Korrekturlesen: Sonja Esser, Georg und Ramona Silberbauer

Umschlaggestaltung: Angelina Schulze und Artdesign Osorio

Coverbilder, Bilder und Bildcollagen: © Artdesign Osorio

Verlag:
Angelina Schulze Verlag
Vor dem Walde 9
38268 Lengede

verlag@angelina-schulze.com
https://angelina-schulze-verlag.de

1. Auflage November 2020

ISBN: 978-3-96738-122-1

Inhaltsverzeichnis

Einleitung

In meinem zweiten Entspannungsbuch widme ich mich den vier Jahreszeiten.

Ob Frühling, Sommer, Herbst und Winter. Jede Jahreszeit ist sehr wichtig für die Natur, aber auch für uns Menschen.

Ich möchte Ihnen ein paar Gedanken für die Einführung in die Entspannung sowie für die Zurücknahme mit auf den Weg geben.

Vielleicht inspiriert Sie die eine oder andere Formulierung.

Sie können gerne Ihre eigenen Worte einbringen.

In meinem Buch schreibe ich in der „Du" Form. Wählen Sie für Ihre Geschichten die Form, die für Sie und Ihre Teilnehmer*innen geeignet ist.

Ist ein Wort für Sie nicht stimmig, dann lassen Sie

Ihre eigene Kreativität in eine meiner Geschichten einfließen.

So wird diese Fantasiereise gleichzeitig zu Ihrer Eigenen.

Es können ähnliche Formulierungen und Ähnlichkeiten zu anderen Geschichten vorkommen.

Alle Angaben wurden mit bestem Wissen erstellt und von mir geschrieben. Als Autorin weise ich darauf hin, dass alle Geschichten frei erfunden sind. Ähnlichkeiten mit Erlebnissen, Personen und Vorkommnissen sind nicht gewollt.

Lassen Sie sich treiben. Wenn Sie in diesem Buch eine Geschichte finden, die Ihnen gefällt, dann würde mich das sehr freuen. Dieses Buch ist kein Garant für Entspannung.

Es soll Ihnen Ideen auf dem Weg dorthin geben.

Diese Texte ersetzen keinen Arztbesuch. Sollten Sie beim Lesen Unwohlsein verspüren oder sollten in irgendeiner Form Probleme auftreten, brechen Sie bitte sofort ab.

Und nun wünsche ich Ihnen viel Freude mit meinen Fantasiereisen durch das Jahr.

Einstiegsvariationen

Zunächst möchte ich Ihnen gerne ein paar Vorschläge unterbreiten, wie Sie mit einer Entspannung beginnen können. Die Position, die Sie dabei einnehmen möchten, liegt ganz bei Ihnen. Im Raum sollte es angenehm und warm sein. Lassen Sie sich nun von den verschiedenen Varianten inspirieren:

- Mache es Dir in der Rückenlage bequem.

  Lege Dich so hin, dass es Dir gut und immer besser geht.

  Lege Deine Arme in eine für Dich entspannte Position ab.

  Schließe Deine Augen, um ganz bei Dir sein zu können.

  Packe alles was Dich belastet in einen Rucksack hinein und stelle diesen ganz weit weg von Dir.

  Lasse Deine Beine locker auseinanderfallen oder – wenn Du sie lieber aufgestellt hast – locker zueinander fallen.

  Wenn es Dir guttut, lege gerne eine Rolle oder Kissen unter Deine Kniekehlen.

  Mache es Dir so angenehm wie möglich.

  Zeit für Dich und Zeit für Deinen Körper.

  Lasse Deinen Atem geschehen.

  Er kommt und geht.

  Bleibe nun ganz bei Dir oder folge meinen Worten.

- Du liegst schwer und entspannt auf dem Boden.

  Du fühlst Deinen Körper bewusst und intensiv.

Du bist ruhig, gelöst und entspannt.
Deine Hände und Deine Arme sind ganz schwer.
Dein Nacken und Deine Schultern sind ganz schwer.
Deine Füße liegen schwer auf der Ferse, die Fußspitzen fallen sanft nach außen.
Deine Lippen sind leicht geöffnet.
Dein Gesicht ist gelöst und entspannt.
Du lässt los.
Du gibst alle Anspannungen von Dir in den Boden ab.
Du bist ruhig, gelöst und entspannt.

- Lege Dich auf Deiner Matte ab und nehme eine bequeme Position ein.
  Schließe Deine Augen und atme langsam tief ein und aus.
  Spüre das Heben und Senken Deines Brustkorbes oder Deiner Bauchdecke.
  Zeit für Entspannung.
  Zeit für Stille.
  Zeit, um einfach zu Verweilen und anzukommen.

- Versuche nun eine mühelose und entspannte Haltung, in der Du die nächsten Minuten verweilen kannst, einzunehmen.
  Schließe sanft Deine Augen und bleibe ganz bei Dir.
  Nimm wahr, wie Du vom Boden getragen wirst.

Lasse die Gedanken und Geräusche vorbeiziehen,

wie die Wolken am Himmel.

Bleibe ein ferner Betrachter ohne dem Nachzugehen.

Wandere mit Deiner Aufmerksamkeit zu Deinem Atem.

Nimm wahr, wie die Atemluft in Deinen Körper einströmt und wieder herausströmt.

Ein und aus.

Ganz ruhig und gleichmäßig.

Der Atem geschieht von ganz allein, ohne Dein Zutun.

- Suche Dir eine Position, in der Du Dich wohlfühlst.

  Lege Deine Arme und Beine bequem ab.

  Atme tief ein und aus.

  Schließe Deine Augen und komme mit mir auf eine kleine Fantasiereise.

- Setze Dich bequem hin.

  Suche Dir eine Position, in der Du gut verweilen kannst.

  Atme tief ein und aus und schließe Deine Augen.

  Wenn Du möchtest,

  begleite mich nun auf eine kleine Reise durch Deinen Körper.

- Mache es Dir zuerst bequem.

  Du kannst Dich hinsetzen oder hinlegen.

  Nimm Dir einen Moment Zeit,

um Deinem Körper Aufmerksamkeit zu schenken.
Spüre nach, ob Du angenehm sitzt oder liegst und wie Dein Rücken entspannt an der Lehne oder auf dem Boden ruht.
Verweile für einen Moment und beobachte Deine Atmung.
Du atmest ein und aus.
Der Atem geschieht ohne Dein Zutun.
Mit jedem Atemzug kehren mehr Ruhe und Entspannung in Deinen Körper ein.
Ein angenehmes Gefühl von Wärme und Leichtigkeit breitet sich in Deinem Körper aus.
Schließe gerne Deine Augen, falls es nicht schon automatisch geschehen ist.

- Du machst es Dir ganz bequem.
  Du fühlst Deinen Körper ganz bewusst.
  Du bist ruhig, gelöst und entspannt.
  Deine Hände und Arme sind ganz schwer.
  Dein Nacken und Deine Schultern sind ganz schwer.
  Deine Füße und Beine sind ganz schwer.
  Dein ganzer Körper ist warm.
  Deine Atmung ist ruhig und gleichmäßig.
  Dein Gesicht ist ganz gelöst und entspannt.
  Dein Kopf ist frei und leicht.

- Lege Dich in Rückenlage, in eine für Dich angenehme Position, auf Deiner Unterlage ab.
  Lasse Deine Beine locker auseinanderfallen oder wenn es Dir lieber ist, locker zueinander fallen, um die Anspannung aus Deinen Beinen zu nehmen.
  Lege Deine Arme und Hände, in eine für Dich entspannte Position ab.
  Schließe Deine Augen, um ganz bei Dir sein zu können.
  Gedanken und Geräusche mögen kommen und gehen.
  Zeit für Dich und Zeit für Deinen Körper.

- Wenn Du möchtest, begleite mich nun auf eine Reise in die Welt der Fantasie.
  Wenn Du in einer für Dich angenehmen Position angekommen bist,
  brauchst Du nichts weiter zu tun, als meiner Stimme zu folgen.
  Die Zeit gehört nur Dir.
  Lasse uns gemeinsam mit der Reise beginnen.

- Mache es Dir in einer sitzenden Position bequem.
  Wenn es für Dich angenehmer ist, kannst Du Dir gerne ein Meditationskissen unter Dein Gesäß legen.
  Lege Deine Arme und Hände in eine angenehme Position ab.
  Durch das aufrechte Sitzen kann Energie fließen.
  Gerne kannst Du, wenn Du Yogaerfahrung hast, ein Mudra mit

Deinen Händen formen.

Lasse dabei mit Deinem Zeigefinger und Daumen ein

O entstehen.

Schließe gerne Deine Augen und folge nun meinen Worten.

- Suche Dir im Raum einen angenehmen Platz.

  Mache es Dir bequem, so dass Du so wenig Muskeln wie möglich angespannt sind.

  Schließe gerne Deine Augen.

  Vielleicht möchtest Du sie aber lieber noch etwas geöffnet lassen.

  Mache es so, wie es für Dich angenehm ist.

  Wenn Du es Dir bequem gemacht hast, dann höre in Deinen Körper hinein.

  Möchtest Du Deine Position noch einmal verändern?

  Dann hast Du jetzt noch die Gelegenheit dazu.

  Wandere nun zu Deiner Atmung.

  Spüre den Rhythmus Deines Atems.

  Fühle, wie sich Dein Atem im ganzen Körper ausbreitet.

  Gedanken mögen kommen, lasse sie vorbeiziehen, ohne sie zu bewerten.

  Spüre nun in Deinen Körper hinein.

  Vielleicht gibt es eine Stelle, an der Du heute verspannt bist.

  Dann schicke dort bewusst Deinen Atem hin und lasse los.

  Mit jedem weiteren Atemzug lasse immer mehr los und lasse

Deinen Körper tiefer in die Unterlage sinken.

Wir beginnen mit unserer Reise.

- Du liegst entspannt auf dem Boden.

  Schließe Deine Augen.

  Du findest innere Ruhe.

  Deine Beine fallen locker auseinander.

  Deine Arme liegen locker neben dem Körper.

  Du spürst Deinen Körper auf der Matte liegend.

  Du spürst Deine Körperteile auf der Unterlage liegend.

  Du spürst, wie Deine Atmung sich verlangsamt.

  Du schenkst Dir einen Moment der Stille.

(Tipp: Wenn die Teilnehmer bei einer Entspannungsgeschichte sitzen, schlafen sie nicht so leicht ein, wie im Liegen.)

Geschichten im Frühling

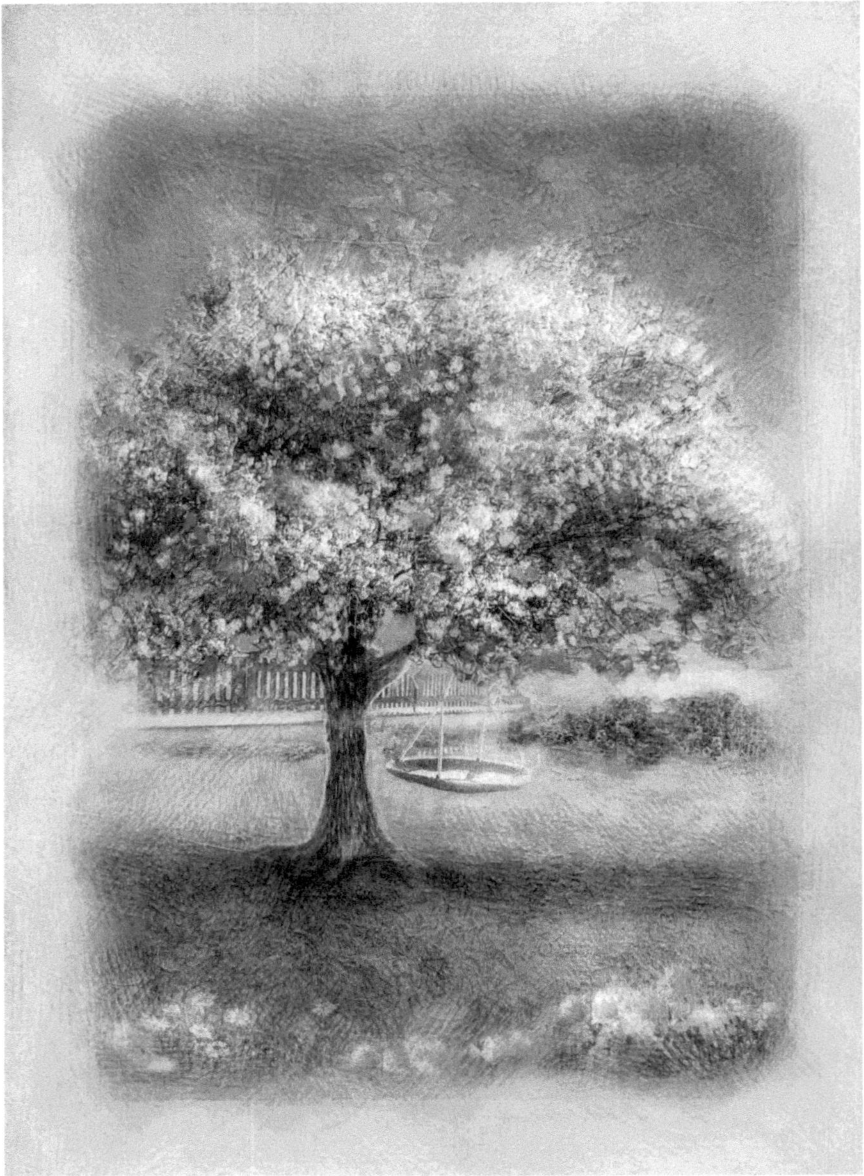

Der Baum und die Jahreszeiten

Stelle Dir einen Baum vor.

Einen Baum, der Dir gerade einfällt.

Er kann in Deinem Garten stehen.

Er kann in Deiner Fantasie entstehen.

Sieh Dir den Baum genau an.

Was ist es für ein Baum?

Wie sieht er aus?

Wie groß ist er?

Nimm die Umgebung des Baumes wahr.

Was siehst Du alles?

Komme wieder zurück zu Deinem Baum.

Betrachte seine Äste, Zweige und Blätter.

Nimm den Stamm und die Rinde wahr.

Stelle Dir vor, wie der Baum mit der Erde verwurzelt ist.

Spüre den Halt, den der Baum hat.

Spüre die Kraft des Baumes.

Stelle Dir vor, wie der Baum durch das Wurzelwerk mit Wasser und Nährstoffen versorgt wird.

Stelle Dir nun Deinen Baum durch die Jahreszeiten vor.

Erlebe mit Deinem Baum den Frühling.

Der letzte Schnee schmilzt und die Knospen sprießen.

Die Sonne wird schon wärmer.

Das Leben um den Baum herum erwacht.

Vögel verweilen im Baum und finden dort einen Platz zum Rasten.

Der Baum spürt die Wärme der Sonne.

Schaue Dich um.

Ein blauer Himmel.

Wie sieht nun die Landschaft um den Baum herum aus?

Grüne Wiesen mit bunten Blumen.

Vielleicht ist Dein Baum ein Obstbaum der Früchte trägt?

Es wird kälter und der Herbst hält Einzug.

Winde wehen und die Blätter des Baumes wiegen sich im Wind.

Die Blätter fangen an zu welken und verändern Ihre Farben.

Gelb und braun und manche fallen schon zu Boden.

Wie sieht die Landschaft um Dich herum aus?

Sind die Felder schon abgeerntet?

Es beginnt zu schneien.

Es wird kalt.

Eis und Schnee.

Wie verändert sich die Landschaft um Deinen Baum?

Du entdeckst schneebedeckte Wiesen und in Deinem Baum hängen ein paar Eiszapfen.

Dein Baum steht immer noch fest da.

Die Wurzeln geben ihm immer noch halt.

Das Jahr neigt sich dem Ende zu und wartet wieder auf den nächsten Frühling.

Gehen auch wir nicht durch alle Jahreszeiten?

Wir freuen uns auf den Frühling, wenn es wärmer wird und alles zu blühen und wachsen beginnt.

Wir freuen uns über die ersten Blumenboten.

Wir freuen uns, dass die Tage wieder länger werden.

Wir freuen uns auf den Sommer.

Wir freuen uns auf die Wärme, auf den Urlaub, die Leichtigkeit des Lebens.

Wir freuen uns über die Farbenpracht der Natur.

Wir freuen uns über das schöne Wetter.

Wir freuen uns auf den Herbst.

Wir freuen uns auf Wanderungen in den Bergen.

Wir freuen uns über die vielen Farben der Blätter an den Bäumen.

Wir freuen uns auf den Winter.

Wir freuen uns über die Ruhe.

Wir freuen uns über die Behaglichkeit.

Wir freuen uns, dass auch wir, wie der Baum, mit der Erde verwurzelt sind und Halt finden.

Bewusstseinsebene

Wenn Du in einer bequemen Position angekommen bist, horche in Deinen Körper hinein.

Gibt es eine Stelle in Deinem Körper, wo Du heute Anspannung verspürst?

Dann schicke dort ganz bewusst Deinen Atem hin und lasse los.

Verweile dort für einen Moment.

Höre weiter in Deinen Körper hinein und wandere mit Deiner Aufmerksamkeit zu Deinem Atem.

Spüre, wie der Brustkorb sich hebt und senkt.

Spüre, wie Deine Bauchdecke sich hebt und senkt.

Spüre, wie Dein Atem sich mit jeder Einatmung in Deinem Körper ausbreitet.

Spüre, wie Dein Atem mit jeder Ausatmung alles, was Du nicht brauchst, aus Deinem Körper ausströmen lässt.

Gedanken mögen kommen und gehen.

Geräusche mögen kommen und gehen.

Lasse alles vorbeiziehen, wie die Wolken am Himmel.

Lasse es einfach geschehen.

Wandere nun mit Deiner Aufmerksamkeit zu Deinen Füßen und zu Deinen Beinen.

Spüre, wie Deine Füße und Beine auf dem Boden aufliegen.

Werde Dir Deiner Füße und Beine bewusst.

Sie tragen Dich den ganzen Tag.

Sage einmal im Stillen Danke zu ihnen.

Mit jeder Ausatmung lasse immer mehr los.

Wandere mit Deiner Aufmerksamkeit weiter zu Deinem Gesäß.

Spüre, wo und wie Dein Gesäß auf der Unterlage aufliegt.

Mit jeder Ausatmung entspannst Du Dein Becken und Gesäß immer mehr in den Boden.

Wandere mit Deiner Aufmerksamkeit weiter zu Deinem Bauch.

Lege gerne beide Hände auf Deinen Bauch.

Spüre, die wohltuende Wärme Deiner Hände auf dem Bauch.

Stelle Dir vor, Dein Bauchnabel ist eine kleine Sonne und Ihre Sonnenstrahlen verteilen sich in allen Richtungen.

Die Wärme dieser Strahlen breiten sich in Deinem ganzen Körper aus und geben Deinen inneren Organen neue Kraft und Energie.

Mit jeder Ausatmung lasse Deinen Bauch immer mehr los.

Wandere mit Deiner Aufmerksamkeit weiter zu Deinem Oberkörper.

Spüre, wie Deine Hände, Arme und Schultern den Boden berühren.

Spüre nun, wie Deine Schultern immer mehr in den Boden sinken können.

Spüre bewusst in Deine Hände hinein.

Sie geben Halt und lassen auch los.

Sie stützen Dich und können zärtlich sein.

Mit jeder Ausatmung lasse Deinen Oberkörper immer mehr los.

Wandere mit Deiner Aufmerksamkeit weiter zu Deinem Kopf.

Spüre wie Du Deine Stirn, Deine Augen, Deine Kiefergelenke,

Deinen Mund und Deinen Nacken immer mehr loslassen kannst.

Werde Dir bewusst, was Dein Kopf so alles leistet.

Was sich Dein Kopf so alles merken kann.

Was Deine Augen alles sehen können.

Was Deine Ohren alles hören können.

Was Deine Zunge alles schmecken kann.

Was Deine Nase alles riechen kann.

Eine wahre Meisterleistung.

Spüre in Deinen Nacken hinein.

Mit jeder Ausatmung lasse auch hier immer mehr los und entspanne.

Du fühlst Dich ganz ruhig, gelöst und entspannt.

Du bist ruhig, gelöst und entspannt.

(Tipp: Du kannst mit dieser Bewusstseinsebene als Entspannung aufhören oder mit einer Fantasiegeschichte weiter machen.)

Frühlingsspaziergang durch den Wald

Es ist Frühling.

Kannst Du es fühlen, hören, riechen und schmecken?

Die Vögel fliegen wieder am blauen Himmelszelt und zwitschern ihre Lieder.

Sie sind aus ihrem Winterquartier zurückgekehrt.

Die ersten Blumen sprießen im Garten aus der Erde.

Du entdeckst gelbe Schlüsselblumen und weiße Schneeglöckchen.

Du hast letztes Jahr Blumenzwiebeln in Deine Blumenbeete eingesetzt und die ersten Krokusse und Tulpen bahnen sich einen Weg aus der Erde ins Freie, der Sonne entgegen.

Die Sonne schickt schon ihre ersten wärmenden Strahlen.

Du spürst sie angenehm und warm auf Deiner Haut.

Die Luft ist klar und erfrischend und riecht nach Frühling.

Es ist ein herrlicher Tag, um einen Spaziergang zu unternehmen.

Du machst Dich auf den Weg, um zu entdecken,

was sich in der Natur schon alles verändert hat.

Auf Deinem Weg siehst Du Bäume.

Die Laubbäume bereiten sich schon darauf vor,

wieder ihr Blätterkleid anzulegen.

Das Gras der Wiesen verbreitet einen Duft nach Grün und Gras.

Der Weg unter Deinen Füßen federt leicht mit.

Er gibt Dir Halt.

Du kannst Deinen Gedanken freien Lauf lassen.

Ein Wald liegt vor Dir.

Der Wald sorgt für seine Bewohner.

Genauso sorgt Deine Atmung dafür, dass Du mit frischer Luft und Sauerstoff versorgt wirst.

Ganz ohne Dein Zutun, ohne Hektik und Anstrengung.

Die frische Waldluft fühlt sich gut an.

Du entdeckst eine Holzbank auf Deinem Weg.

Du machst eine kleine Pause und blickst um Dich herum.

Du siehst die großen fächerartigen Blätter der Farne.

Du hörst das Plätschern eines Baches in Deiner Nähe.

Du siehst die Schatten der Bäume.

Du siehst die Sonnenstrahlen, die sich ihren den Weg durch die Bäume bahnen.

Die Ruhe dieses Ort geht auf Dich über und breitet sich in Deinem ganzen Körper aus.

Du fühlst Dich leicht und eins mit der Natur.

Du blickst Dich noch einmal um und machst Dich dann auf den Rückweg nach Hause.

Samenkorn

Stelle Dir vor, Du bist ein Samenkorn.

Du bist klein, leicht und unscheinbar.

In Dir steckt die Kraft, zu einer besonderen Pflanze zu wachsen.

Deine Größe, Dein Aussehen, Deine Farben und Dein Name sind Dir vorbestimmt.

Der Wind trägt Dich zu Deinem Bestimmungsort.

Du liegst am Boden und siehst über Dir den Himmel.

Du betrachtest Deine Umgebung.

Was nimmst Du alles um Dich herum wahr?

Es beginnt zu regnen.

Du brauchst Wasser zum Leben und um Wachsen zu können.

Die Erde wird nass.

Riechst Du es?

Hörst Du die Regentropfen, die auf den Boden fallen?

Die Regenwolken wandern weiter und lassen die Sonne durchscheinen.

Die Sonne gibt Dir Wärme und Licht.

Beides brauchst Du, um größer zu werden und gedeihen zu können.

Du spürst, wie Dein Samenkorn aufbricht und Du zu wachsen beginnst.

Dem Licht der Sonne entgegen.

Deine Wurzeln wachsen in den Boden,

um Dich mit Wasser und Nahrung zu versorgen.

Du bist noch klein und zart.

Du trägst Dein Ich und Deine Anlagen schon in Dir.

Kannst Du es spüren?

Es wird kälter.

Der Winter kommt und in der Natur kehrt Ruhe ein.

Der Schnee deckt Dich zu.

Du fühlst Dich unter dieser Schneedecke geborgen und ruhst Dich darunter aus.

Es kann Dir niemand etwas anhaben.

Kannst Du es spüren?

Es wird wärmer.

Der Frühling kommt.

Der Schnee schmilzt.

Die Sonne hat wieder Kraft.

Sie wärmt Dich.

Du wächst der Sonne entgegen.

Es regnet und das Wasser schenkt Dir Kraft.

Du wächst immer weiter.

Du bekommst Blätter, Blüten und gewinnst an Stabilität.

Die Zeit des Wachsens ist da.

Es ist Sommer und Du stehts in Deiner vollen Pracht da.

Spürst Du die Kraft in Dir?

Spürst Du, wie etwas Wertvolles, Wunderschönes aus Dir geworden ist?

Du hast das Potenzial, die Kraft, die im Samenkorn verborgen war, genutzt.

Du hast dieses Geschenk des Himmels angenommen.

Du bist mit der Erde verwurzelt.

Sie gibt Dir Halt und das Gefühl von Geborgenheit.

Du blickst in den blauen Himmel.

Endlose Weite und Möglichkeiten.

Du siehst die Sonne.

Wie ein Schutzmantel umgibt sie Dich und spendet Dir Licht und Wärme.

Gefällt Dir das, was Du siehst?

Dann sprich Dich nun mit Deinem Namen an.

Ja, Du hast richtig gehört. Mit Deinem Namen.

Aus dem Samenkorn ist etwas Einmaliges gewachsen und entstanden.

Nämlich Du.

Schön, dass es Dich gibt.

Osterglocken

Es ist Frühling.

Du gehst barfuß über eine saftige, grüne Frühlingswiese.

Du bist auf der Suche nach den ersten Frühlingsboten.

Du spürst das Gras unter Deinen Füßen.

Es ist noch ein bisschen feucht vom morgendlichen Tau.

Aber das macht Dir nichts aus.

So eine kleine Kneippkur am Morgen ist gut für die Gesundheit.

Links von Dir sprießen die ersten Osterglocken.

Das Gelb der Blumen spiegelt die Farbe der Sonne wider.

Neben den Osterglocken siehst Du die ersten zarten Blüten der Krokusse.

Ihre Farben sind eine wahre Pracht.

Rosa, lila, blau, weiß und gelb.

Man kann sich gar nicht daran satt sehen.

Du gehst ein Stück weiter und entdeckst einen roten Farbteppich.

Du bist neugierig und gehst darauf zu.

Welches Blumenmeer verbirgt sich wohl dort?

Ein Teppich aus lauter roten Tulpen, die ihre Blüten geöffnet haben.

Die Tulpen zeigen und sagen Dir: Es ist Frühling.

Du spürst den Frühling in jeder einzelnen Zelle Deines Körpers.

Du kommst Dir vor, als ob Du aus dem Winterschlaf erwacht wärst.

Dein Akku ist wieder voll aufgetankt und Du bist für den Frühling

bereit.
Du fühlst Dich wieder lebendig und unternehmungslustig.
Du merkst, dass Dir eine Melodie in den Sinn kommt und
Du summst ein Lied vor Dich her.
Fröhlich machst Du Dich wieder auf den Rückweg.
Und Du nimmst noch einmal die Vielfalt der Frühlingsblumen um Dich herum wahr.
Vielleicht pflückst Du noch eine Osterglocke und stellst sie in eine Blumenvase, in Deinem Zimmer auf den Tisch.
So bringst Du den Frühling zu Dir ins Haus.

Frühling

Das Gras der Wiese leuchtet in einem satten Grün.

Die Halme der Gräser wiegen sich sanft im Wind.

Zwischen den Gräsern entdeckst Du auf der Wiese vereinzelte Blumen.

Gänseblümchen, Butterblumen, Klee und Löwenzahn sind zu sehen.

Die Sonne schickt ihre Strahlen auf die Erde und lässt alles wachsen.

Die Sonne wärmt auch Dich.

Die hellen Sonnenstrahlen bringen die Farben der Wiese zum Leuchten.

Du entdeckst etwas Rotes auf einem Blatt.

Ein Marienkäfer hat sich ein vierblättriges Kleeblatt zum Verweilen ausgesucht.

Seine sechs Punkte auf dem Rücken sehen wie gemalt aus.

Der Marienkäfer fliegt weiter und Du bückst Dich zu dem Kleeblatt.

Du hast einen Glücksklee gefunden.

Du pflückst es und steckst es vorsichtig in Deine Jackentasche ein.

Du wirst das Kleeblatt pressen und als Erinnerung in ein Buch aufbewahren.

Ein kleiner Glücksbringer.

Du fühlst einen inneren Frieden in Dir.

Du fühlst Ruhe und Zufriedenheit in Dir.

Dein Blick schweift noch einmal umher und Du machst Dich auf den Weg zurück.

Lächeln

In Deiner Vorstellung breitet sich im ganzen Raum ein Lächeln aus.

Ein riesiges, großes, strahlendes und ausdruckvolles Lächeln.

Es erreicht jeden einzelnen Winkel des Raumes.

Es verbreitet eine angenehme Wärme.

Du kannst diese Wärme spüren.

Sie breitet sich in Deinem ganzen Körper aus.

Dieses große Lächeln ist ansteckend.

Es verfängt sich in Deinen Augenwinkeln.

Deine Augen beginnen zu strahlen.

Es wandert weiter zu Deinen Mundwinkeln und Du kannst gar nichts anderes als zu Lächeln.

Die Sorgenfalten verschwinden und in Deinem Gesicht kommen ein paar Lachfältchen zum Vorschein.

Das löst ein Gefühl von Heiterkeit und Unbeschwertheit in Dir aus.

Das Lächeln wandert weiter zu Deinem Herzen.

Es öffnet Dein Herz und lässt Liebe fließen.

Es wird Dir ganz warm ums Herz.

Du fühlst Dich leicht und frei.

Das Lächeln breitet sich in jeder einzelnen Zelle Deines Körpers weiter aus.

Von Deinen Fußspitzen bis hinauf zu Deinen Haarspitzen.

Es lässt alle Anspannungen von Dir weichen.

Es schenkt Dir Energie.

Es schickt Dir positive Gedanken.

Du fühlst Dich wie umgewandelt.

Denke an einen lieben Menschen und schicke ihm ein Lächeln.

Vielleicht gehst Du auch heute mit einem Lächeln im Gesicht

durch die Straßen Deiner Stadt oder Deines Dorfes.

Vielleicht kannst Du den einen oder anderen damit verzaubern.

Ein Lächeln kann Vieles verändern.

Denke daran und versuche es.

Du wirst merken, es kommt ab und zu ein Lächeln zurück und Du wirst Dich dabei gut fühlen,

mit einem Lächeln im Gesicht,

mit einem Lächeln, in Deinem Herzen.

Waldboden

Es ist ein sonniger Frühlingstag.

Er ist perfekt geeignet für einen Spaziergang.

In Deiner Nähe befindet sich ein Waldstück und Du machst Dich auf den Weg dorthin.

Du gehst an der Straße entlang, bist Du auf einen Forstweg abbiegst.

Du gehst ganz entspannt und setzt einen Fuß vor den anderen.

Frühlingsblumen blühen am Wegesrand.

Welche Farben haben Deine Wegbegleiter?

Welche Formen haben die Blüten?

Vielleicht strömen die Blumen schon einen Frühlingsduft aus.

Kannst Du es riechen?

Die Sonnenstrahlen bahnen sich einen Weg durch die Äste der Bäume.

Die Bäume tragen bereits ihr Frühlingskleid.

Du blickst nach oben und schaust in den blauen Himmel hinein.

Die Sonnenstrahlen berühren Dein Gesicht.

Du spürst die Wärme der Sonne auf Deiner Haut.

Du fühlst Dich ruhig, gelöst und entspannt.

Dein Weg führt Dich weiter zu einem kleinen, schmalen Pfad.

Der Boden dort ist ganz weich.

Du spürst, wie Deine Schritte sanft abgefedert werden.

Das Moos fühlt sich an, als ob Du auf einer Wolkendecke gehen würdest.

Neben Dir sucht sich ein Bachlauf seinen Weg.

Das leise Plätschern des Baches wirkt beruhigend auf Dich.

Du bist im Einklang mit der Natur.

Es riecht nach Frühling und Du fühlst Dich wohl.

Du findest in Deiner Jackentasche ein Blatt Papier.

Du bastelst ein kleines Papierschiffchen.

Darauf packst Du Deine Sorgen und alles was Dich belastet.

Du übergibst es dem Bachlauf und schaust ihm hinterher.

Immer weiter schwimmt es und trägt all Deine Last mit sich.

Du fühlst Dich leichter.

Du fühlst Dich unbeschwerter.

Mit einem Lächeln im Gesicht machst Du Dich wieder auf den Rückweg.

Regentropfen

Heute regnet es schon den ganzen Tag.

Es will einfach nicht aufhören.

Aber es macht Dir nichts aus.

Denn Du bist im Trockenen.

In Deinem Zimmer ist es warm und gemütlich.

Da kann man es schon gut aushalten.

Du bereitest Dir eine Tasse Tee oder wenn Du möchtest lieber eine Tasse Kaffee.

Kannst Du den Geschmack riechen?

Dann nimmst Du in Deinem Lieblingssessel Platz und kuschelst Dich in eine warme Decke.

Du nimmst einen Schluck des Getränkes und in Deinem Körper breitet sich eine wohlige Wärme aus.

Du schließt Deine Augen und lässt Deine Gedanken kommen und gehen.

Du träumst vor Dich her.

Was träumst Du?

Vielleicht von einem sonnigen Frühlingstag?

Vielleicht erinnerst Du Dich an ein schönes Urlaubserlebnis.

Vielleicht denkst Du an einen lieben Menschen.

Vielleicht genießt Du einfach die Ruhe und Stille um Dich herum.

Zeit für Dich und Zeit für Deinen Körper.

Zeit Energie aufzutanken.

Dich durchströmt ein Gefühl von Geborgenheit.

Du bist ruhig, gelöst und entspannt.

Deine Atemzüge werden gleichmäßiger und ruhiger.

Verweile hier noch für einen Moment.

Ich hole Dich dann wieder zurück.

Körperwahrnehmung

Du bist in einer bequemen Position angekommen.

Schließe Deine Augen, um ganz bei Dir zu sein.

Werde Dir Deiner Atmung bewusst.

Wie lange atmest Du ein?

Wie lange atmest Du aus?

Spürst Du einen Unterschied?

Spüre in Dich hinein, ohne zu bewerten.

Liegt zwischen Ein- und Ausatmung eine Pause?

Pausierst Du zwischen Aus- und Einatmung?

Finde Deine gleichmäßige Atmung.

Konzentriere Dich nun auf die schönen Dinge Deines Lebens.

Wie sieht Dein Alltag aus?

Gibt es jemanden am Morgen, der Dir einen „Guten Morgen“ wünscht und Dich dabei anlächelt?

Ist der Frühstückstisch liebevoll gedeckt?

Vielleicht kannst Du schon den Duft von Kaffee oder Tee riechen und schmecken.

Du schaust aus dem Fenster und die Sonne scheint.

Du siehst die ersten Frühlingsboten im Garten.

Im Radio spielen sie gerade Dein Lieblingslied.

Eventuell ist es ganz still und ruhig in Deinem Raum.

Vielleicht freust Du Dich heute auf eine nette Begegnung, mit jemandem, der Dir wichtig ist und Nahe steht.

Beginnt etwa Dein Urlaub heute?

Vielleicht unternimmst Du heute einen Spaziergang oder eine Radtour.

Vielleicht erwartest Du heute einen lieben Besuch.

Versuche an schöne Dinge in Deinem Alltag zu denken.

Lasse das Wort „müssen“ aus Deinem Wortschatz verschwinden und ersetze es durch das Wort: „Ich möchte gerne“.

Erfreue Dich an den kleinen, schönen Dingen des Lebens.

Über die Sonne, Blumen, einen Schmetterling, ein gutes Wort oder eine liebevolle Geste.

Du wirst sehen, Dein Körper wird dadurch viel ruhiger und entspannter.

Probiere es doch einfach mal aus.

Geschichten im Sommer

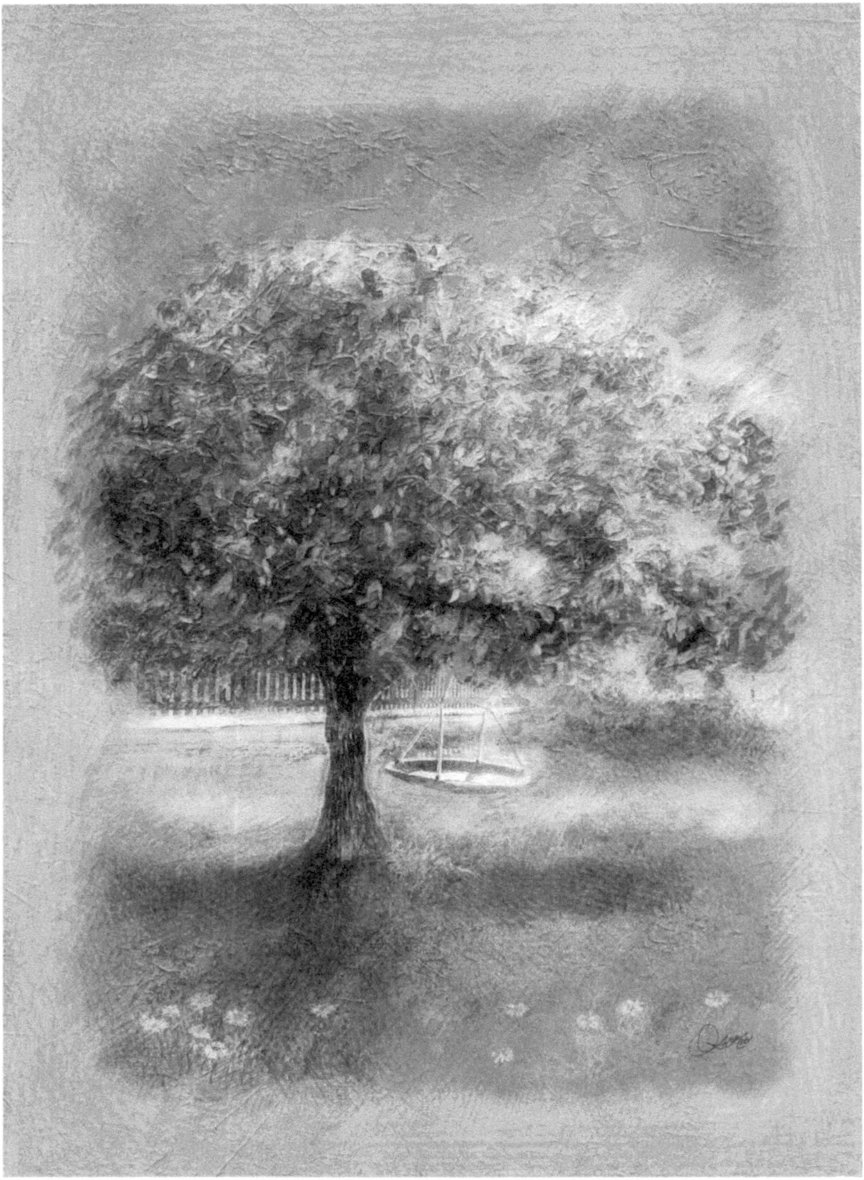

Sommerlandschaft

Denke an eine Landschaft, die Dir gefällt, die Dich entspannen lässt.

Vielleicht ist es eine grüne Wiese oder eine bemooste Lichtung im Wald.

Ein Strand am Meer oder der Gipfel eines Berges.

Ein Urlaubsort oder ein Platz bei Dir zu Hause.

Versuche Dir das Bild vor Augen zu führen.

Konzentriere Dich nun auf Deine Atmung.

Kühle Luft strömt durch Deine Nase ein und verlässt beim Ausatmen angenehm warm Deinen Körper.

Nun gehe in Gedanken durch Deinen Körper.

Spüre, welche Muskeln angespannt sind und welche nicht.

Lasse Dir dabei Zeit!

Beginne am Kopf und im Gesicht.

Löse die Spannung, falls noch vorhanden, bewusst und langsam mit Deiner Ausatmung.

Wandere Deinen Körper abwärts über Deinen Nacken, den Schultern und Schulterblättern, den Oberarmen, den Unterarmen, den Händen und zu jedem einzelnen Finger.

Weiter entlang am Oberkörper bis zum Bauch, dem Gesäß, den Oberschenkeln, den Waden, den Füßen und jeden einzelnen Zeh.

Spüre auch in deinen Rücken hinein.

Dein ganzer Körper ist nun locker und entspannt.

Du siehst Dich in der Landschaft um, die Du schon die ganze Zeit vor Deinen Augen hast.

Du spürst ein angenehmes Gefühl von Wärme, die durch Deinen ganzen Körper fließt.

Du fühlst dich wohl....

Licht – eine Meditation im Sitzen

Finde eine bequeme, aufrechte Sitzposition, so dass die Energie in Deiner Wirbelsäule gut fließen kann.

Lege Deine Arme in eine für Dich entspannte Position ab.

Du kannst Deine Handflächen zur Decke schauen lassen, um Energie aufnehmen zu können.

Du kannst aber auch Deine Handfläche Richtung Erde drehen um alles Belastende, in die Erde abfließen zu lassen.

Nimm nun ein paar Atemzüge und spüre Deinen Atem.

Mit der Einatmung nimmst Du Energie und Sauerstoff in Deinen Körper auf und mit der Ausatmung entweicht alles Belastende aus Deinem Körper.

Atme ein und nehme auf was Du brauchst.

Atme aus und gebe ab, was Du nicht mehr brauchst.

Atme Positives ein.

Und atme Negatives aus.

Lasse Deine Gedanken vorbeiziehen wie die Wolken am Himmel und bleibe bei Dir und Deinem Atem.

Lasse auch Geräusche vorbeiziehen wie die Wolken am Himmel.

Lege nun gerne beide Hände auf Deinen Bauch und spüre die Bewegung beim Ein- und Ausatmen.

Einatmen – der Bauch wölbt sich leicht nach außen.

Ausatmen – der Bauch wird wieder flacher.

Stelle Dir nun vor, über Deinem Kopf steht eine helle Kugel.

Diese Kugel ist voller Licht und Energie.

Das Licht und die Energie strömen nun von dieser Kugel in Deinen Körper.

Vom Kopf beginnend, wandert dieses Licht über Deinen Hals zu Deinen Schultern.

Es bahnt sich seinen Weg weiter über Deine Arme und Hände.

Dein Brustkorb und Dein Rücken liegen ebenso auf dem Weg.

Vorbei an Deinem Bauch, Deiner Hüfte und dem Becken entlang, bis über Deine Beine hinunter zu Deinen Füßen und Fußspitzen.

Dein ganzer Körper ist in dieses helle Licht eingehüllt.

Wie ein Schutzmantel.

Du fühlst Dich geborgen.

Das Licht schenkt Deinem Körper die Kraft, die er heute benötigt.

Du fühlst Dich leicht und warm.

Nimm noch ein paar Atemzüge und verweile in diesem Licht.

Ich hole Dich dann wieder zurück.

Sommerwiese

Es ist Sommer.

Stelle Dir vor, Du wanderst über eine Wiese.

Du spürst das weiche, saftige, grüne Gras unter Deinen Füßen.

Du nimmst angenehme Geräusche um Dich herum wahr.

Du vernimmst den Gesang der Vögel.

Die Vögel ziehen ihre Flugbahnen in der Luft und Du bist ein bisschen neidisch.

Wie schön wäre es doch, die Welt aus ihrer Perspektive zu betrachten.

Schließe einfach Deine Augen und stelle es Dir vor.

Herrlich!

Farbenfrohe Schmetterlinge fliegen von einer Blumenblüte zur Nächsten.

Sie verweilen dort kurz und setzen ihren Weg wieder fort.

Das Gras wird langsam etwas höher und die Grashalme wiegen sich wie durch einen lauen Windhauch, hin und her.

Sie haben immer wieder die Kraft, sich aufzurichten.

Und wie Du so vor Dich hingehst, merkst Du,

wie sich Dein Atem dem Rhythmus Deiner Schritte angepasst hat und eins geworden ist.

Dein Atem strömt gleichmäßig ein und aus.

In und aus Deinem Körper.

Auf Deinem Weg entlang, gelangst Du nun zu einem Bach.

Über diesen Bach führt eine Holzbrücke.

Das Wasser des Baches ist klar und frisch.

Du kannst auf den Grund des Baches blicken.

Einige Blätter schwimmen auf der Oberfläche und werden sanft weitergetragen.

Du spazierst weiter bis Dich eine Stelle im Schatten eines Baumes zum Verweilen einlädt.

Du lässt Dich auf dem moosigen Boden nieder.

Durch die Baumkrone siehst Du den blauen Himmel.

Ein paar weiße Schäfchenwolken ziehen vorbei.

Der Duft der Natur strömt in Deine Nase.

Du betrachtest Deine Umgebung und spürst,

wie sich die Ruhe der Natur auf Dich überträgt.

Gedanken kommen und Gedanken gehen.

Du fühlst Dich wohl und angenehm warm.

Alle Anspannungen fallen von Deinem Körper ab.

Verweile hier noch für ein paar Augenblicke.

Ich hole Dich dann wieder zurück.

Spätsommertag

Stelle Dir vor, der Sommer neigt sich dem Ende zu.

Heute ist es noch einmal richtig warm.

Die Sonne scheint und ein sanfter Wind streicht über das Land.

Du wirfst einen Blick aus dem Fenster und entdeckst die bunte Vielfalt der Natur.

Überall leuchten die bunten Farben des Spätsommers.

Dich kann drinnen nichts mehr halten und Du machst Dich auf den Weg nach draußen.

Du gehst in Deinen Garten hinaus.

Die Gartenmöbel stehen noch auf Deiner Terrasse und Du machst es Dir in Deinem Liegestuhl bequem.

Du schließt Deine Augen, um ganz bei Dir sein zu können.

Du träumst vor Dich her.

Du träumst von einem Garten mit Blumen in vielen verschiedenen Farben.

Rot, gelb, orange, lila und blau.

Eine bunte Vielfalt.

Du kannst sogar ihren Duft wahrnehmen.

Und es entweicht Dir ein angenehmer, tiefer Seufzer.

Es ist schön hier.

Die Sonnenstrahlen wärmen Dein Gesicht und der leichte Wind streichelt Dir sanft über Dein Gesicht.

Du fühlst Dich ganz ruhig.

Du fühlst Dich gelöst und entspannt.

Deine Arme und Beine sind ganz schwer.

Spürst Du es?

Deine Arme und Beine sind ganz warm.

Fühlst Du es?

Der Wind streift ruhig und sanft durch die Wiese und schaukelt die Grashalme und Blumen im Takt des Windes hin und her.

Genauso sanft und ruhig geht Dein Atem.

Spüre Deinen Atem.

Vögel zwitschern, Grillen zirpen und Bienen summen.

Kannst Du die Wiesenmusik hören?

Vielleicht hörst Du in der Ferne einen Frosch quaken.

Es duftet nach Sommer.

Riechst Du es?

Du bist ganz ruhig, gelöst und entspannt.

Verweile hier noch für ein paar Momente.

Ich hole Dich dann wieder zurück.

Wasser

Du stehst an einer kleinen Quelle.

Vorsichtig macht sich das Wasser in kleinen Rinnsalen seinen Weg.

Das Wasser ist frisch und klar.

Es fließt langsam und gemächlich.

Unscheinbar, aber doch sehr kräftig.

Der Weg des Wassers geht über Stock und Stein.

Nichts kann das Wasser aufhalten.

Du entschließt Dich, dem Weg des Wassers zu folgen.

Du setzt einen Fuß vor den anderen und machst Dich auf den Weg.

Aus dem kleinen Rinnsal ist ein Bach geworden.

Du folgst dem Strom des Wassers.

Das Wasser gewinnt an Geschwindigkeit und strahlt dennoch eine angenehme Ruhe aus.

Du entdeckst in dem Bach einen kleinen Fisch.

Er ist bunt und flink und macht sich mit Dir auf den Weg.

In der Nähe entdeckst Du einen See.

Der Bach fließt in diesen See hinein und vereinigt sich mit ihm.

Er wird Teil des Sees.

Der kleine Fisch hat seinen Fischschwarm gefunden.

Du entdeckst ihn im See.

Du blickst auf den See und spürst die Ruhe, die Dich umgibt.

Du nimmst ein paar tiefe Atemzüge.

Du fühlst einen tiefen inneren Frieden in Dir.

Du denkst noch einmal an die Quelle zurück und was aus dieser Quelle geworden ist.

Klein und unscheinbar im Anfang und groß am Ende.

Beginnt nicht auch manchmal in unserem Leben etwas ganz klein und wird dann zu etwas Großem?

Du machst Dich wieder auf den Weg zurück.

Erfüllt von Freude und neuer Energie.

Sonnenkraft

Es ist Sommer und Du stehst auf einer Wiese.

Die Sonne strahlt auf Dich herab und alles erscheint Dir hell und klar.

Die Sonnenstrahlen wärmen Dich.

Die Sonnenstrahlen füllen Dich mit neuer Energie auf.

Rings um Dich herum ist eine wahre Farbenpracht zu sehen.

Die Wiese ist herrlich grün und die Blumen um Dich herum erstrahlen in allen Farben des Regenbogens.

Du kannst Dich nicht genug daran sattsehen.

Die Blumen recken ihre Blütenköpfe der Sonne entgegen, um viel von ihrem Licht aufzunehmen.

Sie genießen genauso wie Du die Wärme und das Licht der Sonne.

Du fühlst, wie Dich die Sonnenstrahlen erfüllen und Ruhe und Frieden in Dir einkehrt und sich ausbreitet.

Du atmest tief ein und aus.

Die Luft ist erfüllt von der Kraft der Sonne.

Die Luft riecht nach Wiese, Blumen und Sommer.

Du fühlst Dich frei.

Du bist ganz ruhig und entspannt.

Vögel fliegen am blauen Himmelszelt und ziehen ihre Runden.

Du streckst Deine Arme aus und drehst Dich einmal um Deine eigene Achse.

Das Leben ist einfach nur schön.

Verweile hier noch für einen Moment.

Ich hole Dich dann wieder zurück.

Sommercocktail

Es ist ein richtig schöner, heißer Sommertag.

Du läufst in Deinem Garten barfuß umher.

Das Gras ist warm und Du gehst über warme Steine.

Die Wärme durchdringt Deine Fußsohlen und steigt in Dir empor.

Sommer, Sonne, Sonnenschein.

Du genießt die Wärme so lange wie möglich.

Vielleicht stellst Du Dir eine leichte Brise vor, die sanft durch Dein Haar streicht.

Vielleicht möchtest Du aber auch eine kleine Erfrischung.

Ein kühles, leckeres Sommergetränk.

Stelle Dir ein großes Glas mit Eiswürfeln vor.

Dem Inhalt sind in Deiner Fantasie keine Grenzen gesetzt.

Füllst Du Wasser oder Schorle dazu?

Oder mixt Du Dir einen erfrischenden Cocktail.

Spürst Du den erfrischenden Geschmack auf Deiner Zunge?

Wie sich der Geschmack im ganzen Mundraum ausbreitet und die Erfrischung sich weiter in Deinem ganzen Körper verteilt?

So kann man es aushalten.

Die wärmenden Sonnenstrahlen umstreichen Deine Haut und Du genießt Dein erfrischendes und belebendes Getränk.

Oder ist Dir heute nach einem Eisbecher?

Schokolade, Vanille, Erdbeere, Nuss, Mango oder Zitrone?

Ein Eisbecher Deiner Wahl.

Kannst Du die Kühle und das Schmelzen des Eises auf Deiner

Zunge spüren?

Der Sommer ist schon was Herrliches.

Du kannst diesen Sommertag gestalten, wie Du willst.

Verweile hier noch für einen Moment.

Ich hole Dich dann wieder zurück.

Sandstrand

Sommer ist Urlaubszeit.

Ich lade Dich nun auf eine Reise zu Deinem Sandstrand Deiner Fantasie ein.

Stelle Dir nun vor, Du liegst an diesem Strand.

Du liegst im weichen Sand.

Die Sonne hat den Sand aufgewärmt.

Du spürst in diesem Sand die Kraft und Energie der Sonne.

Du fühlst diesen weichen warmen Sand mit Deinem Körper.

Du spürst diesen Sand auf Deiner Haut und an Deinen Füßen.

Vielleicht haben auch Deine Kniekehlen Kontakt zum Boden.

Du vergräbst Deine Fußspitzen im Sand.

Du lässt den Sand durch Deine Finger rieseln.

Du schließt Deine Augen.

Du genießt das angenehme Gefühl.

Stille.

Der Strand gehört Dir ganz allein.

Die Sonne scheint.

Ihre Strahlen berühren Deinen Körper.

Von den Fußspitzen bis hinauf zu Deinen Haarspitzen.

Die Sonnenstrahlen kitzeln Deinen Bauch und wärmen Deinen Körper.

Es ist ein schönes und angenehmes Gefühl.

In Deinem Körper breitet sich die Wärme aus.

In Deinem Körper breitet sich die Ruhe aus.

Du hörst das gleichmäßige Rauschen des Meeres.

Die Wellen kommen und gehen.

Dein Atem fließt ruhig und gleichmäßig.

Er passt sich dem Wellenspiel an.

Du bist ruhig, gelöst, warm und entspannt.

Eine sanfte Brise weht über Deine Stirn.

Es fühlt sich angenehm an.

Du bist ruhig, gelöst, warm und entspannt.

Dein ganzer Körper ist ruhig, gelöst, warm und entspannt.

Die Farben des Regenbogens

Wir machen uns heute auf zu einer Reise zum Regenbogen.

Der Regenbogen erfreut uns mit seinen vielen Farben.

Wir tauchen in das Land des Regenbogens ein.

Vielleicht haben wir heute auch Glück und finden am Ende des Regenbogens einen Schatz.

Wir werden bereits erwartet.

Der Regenbogen beginnt am Boden auf der Erde und reicht bis weit in den Himmel hinein.

Du möchtest den Regenbogen gerne berühren, aber er ist so weit weg von Dir.

Er strahlt Ruhe und Geborgenheit aus.

Er strahlt Wärme und Zuversicht aus.

Du tauchst in Gedanken, in die rote Farbe des Regenbogens ein.

Es vermittelt Dir das Gefühl von Stärke.

Kannst Du es spüren?

Weiter geht es mit der blauen Farbe des Regenbogens.

Du spürst Gelassenheit und Klarheit, die sich in Dir ausbreiten.

Die grüne Farbe des Regenbogens spiegelt die Natürlichkeit wieder, das Ursprüngliche.

Die Farbe violett, gibt Dir das Gefühl von Ruhe und Frieden.

Spürst Du es?

Betrachte in Gedanken noch einmal diesen schönen Regenbogen.

Die Gefühle, die Dir der Regenbogen geschenkt hat.

Sind das nicht wahre Schätze?

Wir hatten Glück und haben sie gefunden.

Verabschiede Dich von dem Regenbogen.

Du hast Kraft für den Tag gesammelt und kommst wieder im Hier und Jetzt an.

Reise mit der Luftmatratze

Ich lade Dich zu einer kleinen Reise ein.

Es ist ein schöner, sonniger, sommerlicher Tag.

Die Sonne schickt ihre warmen Strahlen auf die Erde.

Der Himmel ist strahlend blau.

Du befindest Dich auf einer kleinen Wiese.

Die Wiese ist von schattenspendenden Bäumen und Sträuchern umgeben.

Du nimmst Deine Luftmatratze in die Hand und begibst Dich auf einen schmalen Weg.

Er führt Dich an einen wundervollen Ort.

Es ist ein Ort Deiner Fantasie.

Der Boden ist angenehm weich.

Die Luft ist erfrischend.

Du atmest tief ein und aus.

Du hörst in der Nähe schon das Plätschern des Wassers.

Du weißt, hier befindet sich ein kleiner See.

Mit jedem Schritt kommst Du ihm näher.

Der See liegt ganz versteckt und Du bist hier ganz allein.

Du siehst das kristallklare Wasser.

Du hörst das Singen der Vögel und das Brummen der Bienen.

Du riechst das frische Gras.

Du erreichst das Ufer des Sees und bleibst staunend stehen.

Klares, blaues Wasser.

Dieser Ort lädt zum Träumen ein.

Du setzt die Luftmatratze in das Wasser und legst Dich darauf.

Entspannt und ruhig lässt Du Dich vom Wasser treiben.

Deine Gedanken kommen und gehen.

Du träumst vor Dich her.

Du bist ruhig, gelöst und entspannt.

Du spürst die Wärme der Sonne auf Deiner Haut.

Du genießt den Augenblick.

Du fühlst Dich erfrischt und belebt und machst Dich mit Deiner Luftmatratze wieder auf den Weg zurück zum Ufer.

Du steigst aus dem Wasser und blickst Dich noch einmal um.

Du weißt, Du kannst jederzeit wieder hierher zurückkehren.

Geschichten im Herbst

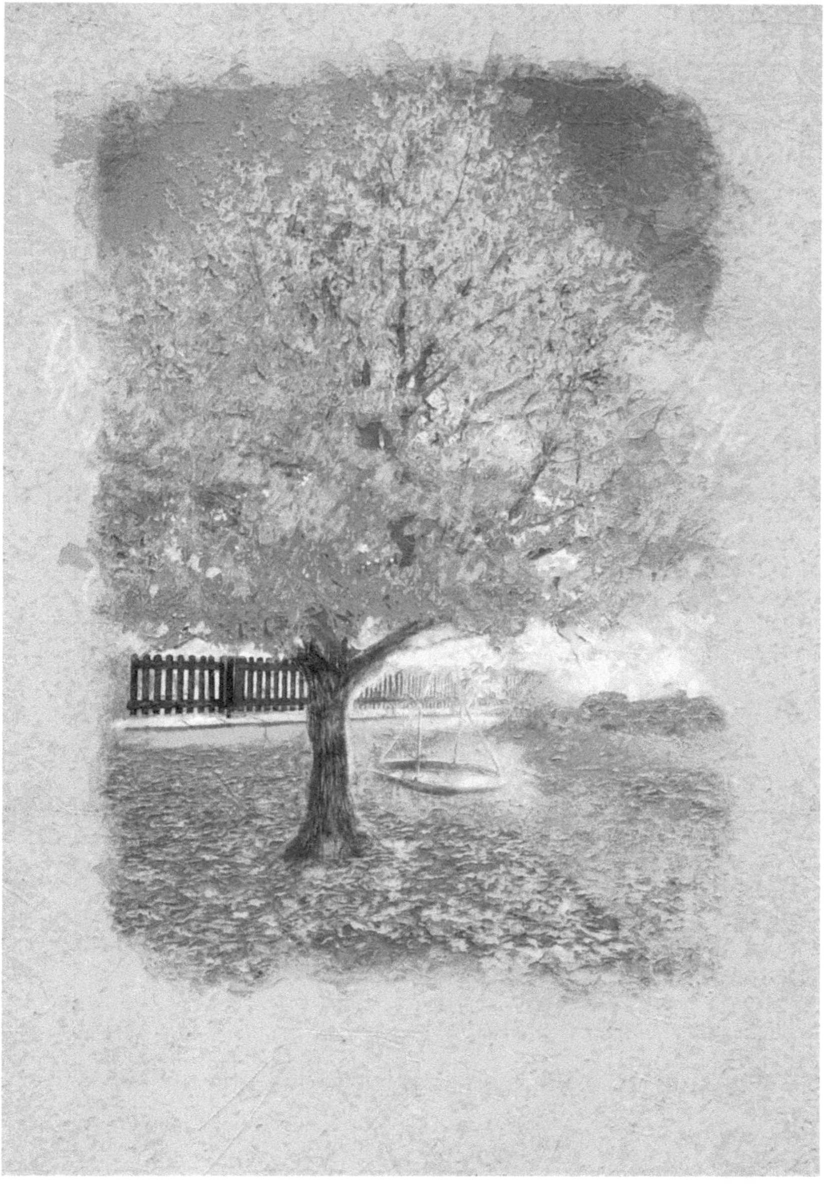

Ein Herbsttag

Stelle Dir vor,

Du verlebst einen wunderschönen Herbsttag.

Du verbringst ein Wochenende in den Bergen.

Dein Blick schweift über bunte Wälder und grüne Berghänge.

Die Sonne scheint warm.

Du sitzt in einer Pferdekutsche und unternimmst eine Spazierfahrt durch Deinen Urlaubsort und dessen Umgebung.

Der Kutscher hält die Zügel der Pferde.

Er fährt über schmale Wege.

Am Wegesrand stehen noch vereinzelt ein paar Sonnenblumen.

Ihr strahlendes Gelb erinnert Dich an den Sommer.

Du fährst an ein paar Bauernhöfen vorbei.

Auf den Koppeln stehen ein paar Pferde.

Die Kutsche fährt weiter und an Menschen vorbei, die Dir zuwinken.

Du winkst gerne zurück und merkst, dass sich ein Lächeln in Dein Gesicht zaubert.

Du fährst weiter durch ein wunderschönes grünes Tal.

Du bist verzaubert von der Landschaft.

Um Dich herum sind die Berge.

Die Wälder mit ihren Bäumen strahlen in den Farben des Herbstes um die Wette.

Du atmest tief ein und aus und Dir wird ganz warm ums Herz.

Du träumst noch ein wenig weiter.

Du entdeckst Kinder, die Kastanien sammeln und freudig in ihre Körbchen legen.

Am Wegesrand entdeckst Du ein paar große Kürbisse.

In der Ferne siehst Du einen Berg,

auf dessen Spitze schon der erste Schnee liegt.

Du hast eine warme Decke über Deine Beine gelegt.

Dir ist angenehm warm.

Du kuschelst Dich in die Sitze der Kutsche hinein.

Du genießt die Fahrt und alle Eindrücke,

die sich Dir bieten.

Du fühlst Dich wohl und entspannt.

Deine Kutschfahrt neigt sich dem Ende zu.

Du bedankst Dich für diese schöne Spazierfahrt und

machst Dich auf den Rückweg.

Verweilen im Herbst

Es ist ein warmer Herbsttag.

Du bist mit Deiner Arbeit fertig und machst Dich zu einem Abendspaziergang auf.

Dein Ziel ist Dein Lieblingsplatz am Bach in Deiner Nähe.

Nach ein paar Minuten bist Du am Ziel angekommen.

Du drehst Dich um und schaust den Weg zurück, der sich schmal an einem Bachlauf entlang schlängelt.

Du setzt Dich auf einen von der Abendsonne erwärmten, flachen und glatten Stein neben dem Wasser.

Die Sonnenstrahlen haben noch genug Kraft, Dir den Rücken zu wärmen.

Es ist still um Dich herum und es wird leise in Dir.

Das Licht fällt durch die goldgelben Kronen der Birken, die Deinen Weg säumen.

Leise und leicht fällt immer wieder ein Blatt zu Boden.

Der Herbst ist da.

Dein Blick schweift über das flache Wasser, in dem sich das Sonnenlicht spiegelt und funkelt.

Immer wieder werden die Sonnenstrahlen von vorbeifliegenden Vögeln durchbrochen.

Du spürst die Ruhe und Gelassenheit, die Dich umgibt.

Du riechst das frische Laub neben Dir.

Du genießt die Farben des Herbstes.

Am Horizont zieht ein schwacher Nebel auf,

der das Rot der untergehenden Sonne in Orange verwandelt.

Du fühlst Dich wohl.

Dein Atem ist ruhig und gleichmäßig wie das Plätschern des Baches.

Du bist ruhig, gelöst und entspannt.

Du fühlst Dich wohl.

Du verweilst noch für einen Moment und machst Dich dann auf den Weg zurück nach Hause.

Die Felder im Herbst

Stelle Dir nun vor, Du stehst in der Mitte eines großen Feldes.

Die Felder sind bereits abgeerntet.

Übrig bleiben nur die Stoppeln des Getreides.

Der Himmel ist strahlend blau.

Die Sonne hat noch viel Kraft und wärmt Dich.

Du fühlst Dich, als wärst Du in einem warmen Mantel eingehüllt.

Ein leichter Wind weht sanft über Deine Schultern.

Es fühlt sich wie ein sanftes Streicheln an.

Du atmest tief ein und aus.

Spüre, wie die Luft durch die Nase in Deinen Körper einfließt.

Sie verteilt sich im ganzen Körper und versorgt Dich mit neuer, reinigender Energie.

Spüre, wie die Luft durch Deinen Mund ausströmt.

Belastendes fließt mit der Ausatmung aus Deinem Körper.

Schaue Dich nun in Deiner Umgebung um.

Am Rande des Feldes stehen große Bäume.

Sie wiegen sich sanft im Wind.

Du spürst die Stärke dieser Bäume.

Du kannst spüren, wie die Kraft der Bäume auf Dich übergeht.

Die Bäume sind mit der Erde verwurzelt.

Auch Du bist mit der Erde verwurzelt.

Spüre es.

Atme tief ein und aus und spüre wie diese Kraft in Dir zu fließen und zu wachsen beginnt.

Den Hügel hinauf

Stelle Dir vor Du gehst in Deiner Fantasie hinauf auf einen Hügel.

Du spürst den weichen Boden unter Deinen Füßen.

Die Sonne strahlt angenehm warm.

Kleine Vögel begleiten Dich und ein paar Schmetterlinge fliegen um Dich herum.

Alles ist voller Ruhe und Harmonie.

Du kommst der Kuppe des Hügels Schritt für Schritt näher.

Oben angekommen kannst Du ein weites Tal sehen.

Am Fuße des Tales siehst Du einen kleinen Bachlauf fließen.

Gemächlich schlängelt er sich durch das Tal.

Auf den Feldern steht noch der Mais.

Du gehst den Weg weiter.

Der Weg führt vom Hügel hinab ins Tal hinunter.

Alles ist im Einklang mit der Natur und mit der Jahreszeit.

Der Mais wartet darauf, geerntet zu werden.

Du kommst zu dem kleinen Bachlauf und hörst das Wasser vor sich hin plätschern.

Du gehst am Wasser entlang.

Über Stock und Stein sucht sich das Wasser seinen Weg.

Genauso wie Du.

Die Luft ist klar und rein.

Die Sonnenstrahlen wärmen Dich.

Du fühlst Dich ruhig, gelöst und entspannt.

Fluss

Am Ende Deines Spazierganges entdeckst Du einen gut befestigten Platz am Flussufer.

Du kannst das Wasser sprudeln sehen.

Es ist klar und rein.

Es fließt über große und kleine Steine und erzeugt dabei Verwirbelungen.

Im klaren Wasser entdeckst Du kleine glitzernde Fische.

Sie schwimmen im Wasser hin und her und springen von Zeit zu Zeit aus dem Wasser und wieder ins Wasser hinein.

Du setzt Dich an den Uferrand und schaust Dich um.

Du betrachtest die Pflanzen, die in Deiner Umgebung wachsen.

Das Fließen des Flusses strahlt Ruhe und Harmonie aus.

Du spürst wie sich dieses Gefühl auf Dich überträgt.

Du nimmst den Geruch Deiner Umgebung wahr.

Angenehme Düfte steigen Dir in die Nase.

Du spürst die Sonnenstrahlen auf Deiner Haut.

Sie wärmen Dich.

Kannst Du diese Wärme spüren?

Alles ist ruhig und entspannt.

Du bist ruhig und entspannt.

Alles ist voller Frieden und Harmonie.

Gedanken kommen und Gedanken gehen.

Verweile hier noch für einen Moment.

Novemberblues

Rings um Dich herum umfängt Dich Stille.

Du staunst und hälts inne.

Die Stille hat dem Licht ein wenig die Farben genommen.

Die Welt sehnt sich nach Ruhe und Trost.

Dir fehlt das Licht der hellen Monate ebenso wie die Farben des Sommers, des Frühlings und des Herbstes.

Du fühlst Dich, als hätte der Winter schon Einzug gehalten.

Da hörst Du eine innere Stimme:

„Lasse uns das Licht der Zeit gemeinsam suchen“

Du zögerst.

Wie soll man an einem Novembertag, den Dunst und Nebel umgibt, Licht finden?

„Komme und traue Dich“

Du machst Dich auf den Weg.

Es ist ein dunkler Tag.

Nebel liegt in den Straßen.

Er setzt Deiner Umgebung ein graues Häubchen auf.

Langsam kommst Du zu einem Park.

Die Büsche und Sträucher sind sanft in Nebel gehüllt.

Sie erzählen Dir Geschichten.

Geschichten von Ruhe und Stille.

Geschichten von Geheimnissen, Trost und Zärtlichkeiten.

Jeder Schritt, den Du im Park gehst, schenkt Dir eine neue Geschichte.

Du hörst genau zu.

Jeder Blick, den Du in den Park wirfst, entführt Dich in ein Land der Fantasie.

Jeder Ton, der die Stille durchdringt, singt Dir ein Lied.

Das Lied der Stille und Ruhe. Das Lied des Novembers.

Du kannst es hören.

Verweile für einen Augenblick.

Schließe Deine Augen und nimm bewusst wahr.

Atme tief ein und aus.

Atme die Stille ein und aus.

Du spürst, wie gut Dir die Stille im Park tut.

Ruhig und wohl fühlst Du Dich in der Novemberwelt.

Du öffnest wieder die Augen und lächelst dem Grau der Novemberwelt zu.

Das Grau ist gar nicht so dunkel.

Es erscheint Dir gar nicht mehr so traurig und trostlos.

Im Grau findet sich ein sanftes Licht.

Dieses Licht steht für Dich bereit.

Herbstfeuer

Es ist ein milder Herbstabend und Du stehst auf einer großen Wiese.

Der Himmel über Dir wird langsam dunkler.

Du siehst einen hellen Streifen am Horizont.

Du atmest die klare Herbstluft ein.

Ein und Aus.

Die Luft ist angenehm frisch.

Sie tut Dir gut.

Auf der Wiese stehen viele Obstbäume.

In Deiner Nähe hat jemand ein Feuer angezündet.

Die geschnittenen Obstbaumzweige werden verbrannt.

Nach einer reichen Obsternte ist das ein alter Brauch.

Du siehst den Schein des Feuers.

Du hörst das Knistern des Holzes.

Funken steigen leuchtend hoch.

Die Flammen strecken sich dem Himmel entgegen.

Das Licht des Feuers erhellt den Herbstabend.

Das Feuer strahlt Wärme und Geborgenheit aus.

Du fühlst Dich wohl.

Du machst einen Schritt näher zum Feuer und

lässt Deinen Gedanken freien Lauf.

Das gleichmäßige Knistern wirkt beruhigend auf Dich.

Du fühlst Dich ganz ruhig und entspannt.

Du freust Dich über das lodernde Herbstfeuer.

Du bist mit Dir ganz im Reinen.

Du bist entspannt.

Verweile noch ein wenig an dieser Feuerstelle.

Ich hole Dich dann wieder zurück.

Herbststurm

Du befindest Dich auf Deiner Lieblingsinsel.

Es ist Herbst und die Tage werden langsam kürzer und kühler.

Du gehst am Strand entlang und es ist sehr windig.

Es hat in der Nacht einen Sturm gegeben.

Langsam beruhigt sich das Wetter wieder.

Du bist warm eingepackt.

Der kalte Wind, kann Dir nichts anhaben.

Du bist ganz alleine am Strand.

Der Sand ist fest und feucht.

Der Wind streicht durch Dein Haar.

Du fühlst Dich lebendig.

Die Wellen des Meeres kommen und gehen.

Am Strand wurden Algen und Muscheln angespült.

Du bückst Dich und siehst viele verschieden Farben und Formen.

Du entdeckst eine Muschel, die Dir sehr gut gefällt.

Du hebst sie auf und nimmst sie mit.

Die Muschel erzählt Dir ihre Geschichte.

Den weiten Weg, den sie schon hinter sich hat.

Einen Weg mit Höhen und Tiefen.

Einen Weg mit Hasten und Verweilen.

Einen Weg mit Ecken und Kanten.

Einen Weg, der Narben hinterlässt.

Könnte man die Reise der Muschel auch auf unser Leben übertragen?

Auch wir erleben Vieles -Tag für Tag.

Du nimmst diese Muschel als Erinnerung mit.

Sie liegt in Deiner Hand und Du spürst, wie dieses Etwas in der Hand halten, Dich ruhiger werden lässt.

Es ist gar so, als ob die Muschel Deine Sorgen von Dir nimmt.

Du fühlst Dich ruhig und entspannt.

Du machst Dich wieder auf den Weg zurück.

Trotz des windigen und kalten Tages war es ein wunderschöner Strandspaziergang auf Deiner Insel am Meer.

Badewannenduft

Stelle Dir vor, es ist ein kalter und ungemütlicher Novemberabend.

Du schaust aus dem Fenster.

Regentropfen prasseln an Dein Fenster.

Es wird schon dunkel.

Du hast heute nichts Besonderes mehr vor.

Da kommst Du auf die Idee - ein Bad zu nehmen.

Du gehst in Dein Badezimmer und lässt Dir warmes Wasser in Deine Badewanne einlaufen.

Du verteilst ein paar Kerzen und zündest sie an.

Alle anderen Lichter schaltest Du aus.

Du legst Dir ein flauschiges, großes Badetuch für später bereit.

Du gehst zu Deinem Badezimmerschrank und nimmst Dir eine wohlriechende Badekugel heraus.

Diese fügst Du dem warmen Wasser zu.

Du siehst, wie sich der Badezusatz langsam im Wasser auflöst und sich ein angenehmer Duft in Deinem Badezimmer ausbreitet.

Du schaltest Dir eine leise Hintergrundmusik an und steigst in die Wanne.

Du gleitest langsam und sanft in die Wanne und das warme Wasser umspielt Deinen Körper.

Du machst es Dir bequem und das warme Wasser hüllt Dich ein.

Du schließt Deine Augen und spürst wie die Anspannung in Deinem Körper immer mehr nachlässt.

Der Abstand von Deinen Schultern, zu Deinen Ohren wird immer größer.

Deine Arme und Beine liegen entspannt im Wasser.

Die leise Musik im Hintergrund wirkt sehr beruhigend auf Dich.

Du fühlst Dich ganz warm und entspannt.

Deine Hand spielt ein wenig mit dem Badeschaum,

der sich auf der Wasseroberfläche gebildet hat.

Du siehst das Flackern der Kerzen und ein sanftes Licht breitet

sich in Deinem Badezimmer aus.

Du bist ruhig, gelöst und entspannt.

Dein Atem geht ruhig und gleichmäßig.

Verweile hier noch für ein paar Momente.

Lasse Deine Gedanken kommen und gehen.

Ich hole Dich dann wieder zurück.

Berghütte

Es ist ein schöner Herbsttag.

Die Sonne scheint und der Himmel strahlt in seinem schönsten Blau.

Du machst Dich auf zu einer Bergwanderung.

Der Weg beginnt leicht ansteigend und es macht Dir

große Freude,

einen Schritt vor den anderen zu setzen.

Schattige Abschnitte schenken Dir eine kurze Erholung.

Du atmest tief ein und aus und riechst den moosigen Waldboden.

Der Weg wird anstrengender und führt Dich ein wenig an Deine Grenzen.

Schritt für Schritt führt Dich Dein Weg über Stock und Stein immer weiter nach oben.

Du spürst die Anstrengung in Deinem Körper,

aber es ist Dir nicht unangenehm.

Wenn Du Dich so umschaust,

ist dieser Ausblick jede Anstrengung wert.

Die ersten Schweißperlen stehen auf Deiner Stirn.

Du möchtest etwas Trinken und entdeckst vor Dir eine Berghütte.

Zeit für eine kleine Pause.

Du kommst der Hütte immer näher.

Du öffnest die Tür und trittst ein.

Die Hütte hat viele Geschichten zu erzählen.

Du gehst zur Theke und bestellst Dir ein erfrischendes Getränk.

Dass kann ein alkoholfreies Weißbier sein oder eine erfrischende Fruchtschorle.

Die Wirtin schenkt Dir ein und sagt nur kurz „Zum Wohl“

Du antwortest: „Vergelts Gott“ und suchst Dir einen Platz in der Stube.

An Deinem Glas sind kleine Wasserperlen.

Deine Lippen berühren das Glas und Du nimmst zwei oder drei Schlucke und Du fühlst Dich sogleich erfrischt.

Das kühle Nass rinnt Deinen Hals hinunter.

Einfach herrlich!

Wenn Du ausgetrunken hast, machst Du Dich weiter auf den Weg zum Gipfel.

Es wird ein bisschen steiniger und felsiger.

Schließlich erreichst Du den Gipfel und berührst das Gipfelkreuz.

Du schaust Dich um und vor Dir erstreckt sich ein wunderbares Panorama.

Du siehst Bergketten, Täler und Wälder.

Wie schön die Welt doch ist.

Wenn wir doch öfter genauer hinschauen würden.

Du fühlst Dich glücklich und entspannt.

Du träumst ein wenig vor Dir her.

Du prägst Dir dieses Naturschauspiel gut ein.

Wenn Du soweit bist, machst Du Dich auf den Rückweg.

Geschichten im Winter

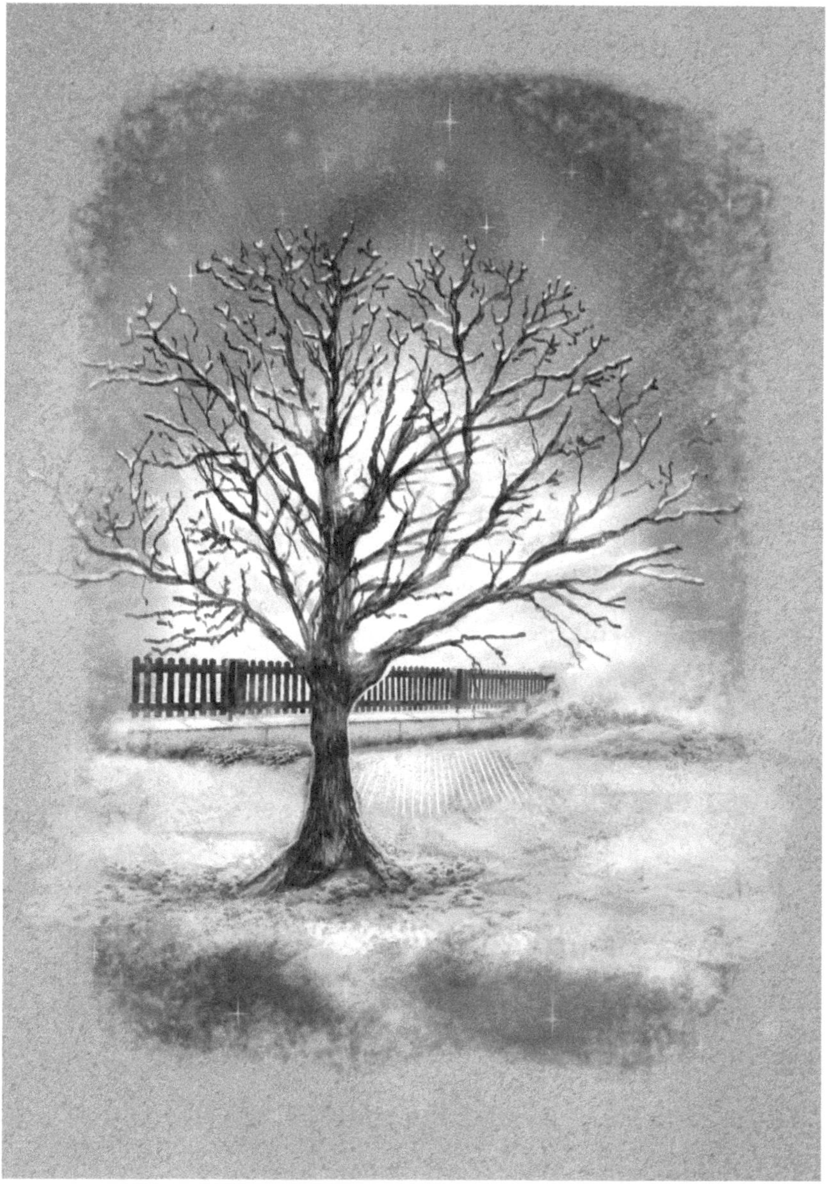

Winterabend in den Bergen

Es ist Winter.

Du bist in den Bergen.

Du stehst vor einer Hütte auf einem Berg.

Es herrschen angenehme, winterliche Temperaturen.

Deine Füße sind in den gefütterten Winterstiefeln warm eingepackt.

Die dicke Jacke wärmt Deinen Körper.

In einem Feuerkorb rechts neben der Hütte knistern noch die letzten Scheite von Birkenholz.

Durch den Feuerschein wird die Umgebung in ein sanftes Rot getaucht.

Schatten huschen um den Korb herum.

Am Himmel steht klar und hell der Vollmond.

Wenn Du hochschaust,

siehst Du Deinen Atem vor der leuchtenden,

durchzogenen Kugel.

Es ist ganz still um Dich herum.

Das einzige Geräusch ist das Knistern des Holzes und das Knirschen Deiner Schritte im Schnee.

Du hältst Deine Hände über die Glut.

Die Wärme geht über in Deine Hände und in Deinen Körper.

Dein Blick gleitet über die dick verschneiten Baumwipfel,

die in der mondhellen Landschaft stehen.

In Dir kehrt Ruhe ein.

Unten im Tal erkennt man viele kleine Lichter.

Ein beleuchteter Zug schleicht wie eine Spielzeugeisenbahn

durch den Ort und verschwindet dann wieder zwischen

den Bergen.

Du spürst die Ruhe und Gelassenheit,

die Dich umgibt.

Es gibt hier nur Dich.

Du fühlst Dich wohl.

Dein Atem ist ruhig und gleichmäßig.

Man sieht es am weißen Hauch aus Deinem Mund.

Du bist ruhig, gelöst und entspannt.

Spaziergang im Winter

Es ist Winter.

Der Tag neigt sich zu Ende.

Die erste Dämmerung bricht herein.

Du bist ganz allein für Dich.

Du beschließt, einen Spaziergang zu machen.

Einen Spaziergang, dem Sonnenuntergang entgegen.

Du schlüpfst in Deine warmen Winterstiefel.

In ihnen bleiben Deine Füße ganz warm.

Du holst Deine dicke Winterjacke aus der Garderobe,

in der Du Dich gut eingepackt fühlst.

Mütze, Handschuhe und ein Schal machen Dein Outfit für den Weg nach draußen komplett.

Es kann losgehen.

Du atmest die klare Winterluft tief ein und aus.

Du gehst aus Deinem Garten und biegst in Richtung Wald ab.

Nach einer Weile führt Dich der Weg vorbei an einer verlassenen Pferdekoppel.

Weiße, glitzernde Sträucher säumen Deinen Weg.

Die Zweige hängen dick mit Raureif bedeckt,

fast zum Boden herab.

Über dem Fluss weit vor Dir steigt der Nebel hoch,

er verteilt sich flach über den schneebedeckten Feldern.

Am Horizont mischt sich das Weiß des aufsteigenden Nebels

mit dem Rot der Sonne.

Das einzige Geräusch ist das Knirschen Deiner Schritte im Schnee.

Du genießt die Ruhe um Dich herum.

Du bleibst stehen, um das Bild in Dir aufzunehmen.

Du spürst die Ruhe und Gelassenheit, die Dich umgibt.

Es gibt hier nur Dich.

Du fühlst Dich wohl.

Dein Atem ist ruhig und gleichmäßig.

Man sieht es am weißen Hauch aus Deinem Mund.

Warm bläst der Atem aus Deinen Lippen.

Du bist gelöst und entspannt.

Du fühlst Dich wohl.

Winterabend

Stelle Dir vor es ist ein gemütlicher Winterabend.

Draußen fallen große Schneeflocken vom Himmel und bedecken den Boden mit seiner weißen Pracht.

Es ist still, weihnachtlich still.

Du sitzt gemütlich in einem bequemen Sessel.

Der Kachelofen ist eingeheizt und verbreitet eine angenehme Wärme.

Vielleicht gibt es bei Dir im Raum einen offenen Kamin und Du kannst das Feuer betrachten.

Vor Dir steht ein wunderbar geschmückter Weihnachtsbaum.

Die Lichterkette ist eingeschaltet oder Du hast den Baum mit Wachskerzen geschmückt, die Du angezündet hast.

Die Flammen flackern leicht.

Alle anderen Lichter sind erloschen.

Es ist angenehm still.

Das Flackern der Kerzen oder Lichter.

Der Duft des Tannenbaumes.

Vielleicht hörst Du das Holz im Ofen knistern und knacken.

Du schaust Dich noch einmal bewusst im Raum um.

Du siehst den geschmückten Tannenbaum.

Den Baum zieren bunte Kugeln und Strohsterne.

Orangen liegen in einer Schale und verströmen ein angenehmes Aroma.

Selbstgebackene Plätzchen duften verführerisch und laden Dich zum Naschen ein.

Der Duft von Weihnachten liegt in der Luft.

Vielleicht spürst Du auch eine weihnachtliche Entspannung.

Sie breitet sich in Deinem Körper aus.

Sie durchfließt Deinen Körper.

In dieser Stille dieses wunderschönen Winterabends.

Genieße es noch eine Weile.

Ich hole Dich dann wieder zurück.

Im Winter

Über Nacht hat sich alles in eine weiße Winterwelt verwandelt.

Es hat geschneit.

Du stehst auf und ziehst Dir etwas Warmes über und läufst aus dem Haus.

Es ist kalt und Du ziehst Dir die Mütze tiefer ins Gesicht.

Den Schal wickelst Du fester um Dich herum.

Der Schnee sieht aus wie weißer Puderzucker.

Kleine Schneeflocken tanzen um Dich herum.

Du wirst wieder zum Kind und möchtest mit dem Mund eine Schneeflocke fangen.

Du stapfst durch den Schnee und hinterlässt Spuren.

Du entdeckst andere Spuren im Schnee.

Von einer Katze? Einem Reh? Oder Hasen?

Was man nicht alles so entdecken kann.

Du wirst übermütig und lässt Dich in den Schnee fallen.

Du breitest die Arme aus und malst einen Engel in den Schnee.

Du schließt die Augen und genießt den Moment.

Du spürst, wie die Schneeflocken Dein Gesicht berühren.

Du lächelst vor Dich hin.

Du fühlst Dich ruhig, gelöst und entspannt.

Du bist ruhig, gelöst und entspannt.

Du richtest Dich wieder auf und schaust Deinen Abdruck an.

Ein schöner Engel ist es geworden.

Du machst Dich wieder auf den Weg zurück ins Haus.

Dort ist es kuschelig warm.

Mit einer Tasse Tee setzt Du Dich vors Fenster.

Du schaust aus dem Fenster hinaus und betrachtest die Schneeflocken, die weiter vom Himmel fallen.

Du freust Dich auf den nächsten Tag.

Auf einen Spaziergang im Schnee.

Winterfantasie

Stelle Dir vor, es ist ein klarer, frostiger Winterabend.

Es riecht nach Schnee.

Dunkle Wolken sind am Himmel.

Du schließt die Augen und stellst Dir eine Schneelandschaft vor.

Du siehst den weißen Schnee und den blauen Himmel.

Die Strahlen der Wintersonne bemalen den Schnee mit einem zartgoldenen Schimmer.

Funkelnde Schneesternchen sind unterwegs und verwandeln die Schneelandschaft in eine Märchenlandschaft.

Schön sieht das alles aus.

Du bist Gast dieses Schauspieles.

Noch während Du so vor Dich hinträumst,

kommt eine Wolke auf Dich zu.

Sie umhüllt Dich mit ihrem Wolkenmantel.

Er fühlt sich warm und zart an, wie eine Kuscheldecke.

Du schmiegst Dich in die Wolkendecke und genießt die Wärme.

Spürst Du sie?

Schön ist es, von kuschelweichen Wolkenarmen gestreichelt zu werden.

Spürst Du es auf Deiner Haut?

Fühlst Du wie Deine Arme und Beine schwer werden?

Ganz schwer.

Ganz warm.

Schwer und warm.

Du fühlst Dich behaglich geborgen.

Du atmest tief ein und aus.

Die Wolkenarme duften frisch.

Sie riechen nach Winter.

Du atmest tief ein und aus.

Dein Körper fühlt sich ganz schwer an.

Dein Körper fühlt sich angenehm warm an.

Vor Deinen Augen siehst Du wieder die Schneelandschaft.

Golden glitzern die Schneeflockensterne im Licht der Sonne.

Zwei dieser Sternchen fliegen zu Dir herunter.

Sie legen sich auf Deinen Mundwinkel und zaubern Dir ein Lächeln in Dein Gesicht.

Du genießt diese Schneelandschaft noch für ein Weilchen.

Ich hole Dich dann wieder zurück.

Stern

Stelle Dir vor, über Deinem Kopf befindet sich ein goldenes Band.
In Gedanken lässt Du dieses Band in Richtung Himmel wachsen.
Der Himmel ist klar und Du kannst heute Abend viele Sterne am Himmelszelt sehen.
Es ist schön in diesen Sternenhimmel zu blicken.
Die Sterne strahlen heute um die Wette.
Nur für Dich.
Lasse Dein Band weiter in den Himmel wachsen.
Ein jeder von uns hat seinen eigenen Stern am Himmel.
Dein Band findet den Weg zu Deinem Stern und nimmt Kontakt zu ihm auf.
Du spürst, dass diese Verbindung etwas Besonderes ist.
Du spürst, wie Du mit Deinem Stern verbunden bist.
Über das Band kommen die Kraft und Energie zu Dir herab.
Dieses Licht verteilt sich in Deinem ganzen Körper.
Du fühlst Dich sicher und geborgen.
Vielleicht kannst Du auch die Verbindung zum Himmel spüren.
Vielleicht kannst Du spüren, dass da immer jemand für Dich da ist.
Du fühlst Dich wieder gestärkt.
Dein Band löst sich zuerst wieder vom Stern und dann von Dir.
Du weißt, Du kannst jeder Zeit mit Deinem Stern wieder in Kontakt treten.

Schlittenfahrt

Stelle Dir vor Du bist in den Bergen.

Um Dich herum ist ganz viel Schnee.

Du bist auf dem Weg zu einer Berghütte.

Du hast Deine warmen Winterstiefel an.

Dein Anorak lässt keine Kälte durch.

Mütze, Schal und Handschuhe vollenden Deine Ausrüstung.

Die Luft ist klar und kalt.

Man kann es an Deinem Atem sehen.

Die Landschaft ist eingehüllt in eine weiße Schneeschicht.

Wie Puderzucker sieht es aus.

Auf den Tannenbäumen sind weiße Häubchen.

Du hörst das Knirschen Deiner Schuhe im Schnee.

Du gehst den Forstweg nach oben zur Hütte.

Aus dem Kamin siehst Du Rauch aufsteigen.

Du freust Dich auf die warme Stube und gehst Deinen Weg weiter.

Die Hütte ist schon weihnachtlich geschmückt.

Rote und goldene Schleifen zieren den kleinen Christbaum vor dem Haus.

Eine Lichterkette verbreitet eine weihnachtliche Stimmung.

An der Hütte steht ein Schlitten.

Wem er wohl gehört?

Du gehst in die Hütte und frägst nach.

Du bekommst zur Antwort, dass der Schlitten zur Abfahrt ins Tal bereit steht, wenn das jemand möchte.

Du hast große Lust, mit dem Schlitten ins Tal zu sausen.

Du nimmst das Angebot an.

Du setzt Dich auf den Schlitten.

Der Schlitten setzt sich in Bewegung.

Du fühlst Dich frei und glücklich.

Der Wind weht Dir ins Gesicht.

Aber das macht Dir nichts aus.

Im Tal vor Dir siehst Du viele beleuchtete Häuser.

Die Fahrt wird schneller.

Der Wind weht Dir ins Gesicht.

Du fühlst Dich sicher.

Denn Du bist auf dem richtigen Weg.

Winterblues

Die Natur hält im Winter inne.

Manchmal ist die Landschaft mit einer Schneedecke zugedeckt.

Die Natur ruht sich aus.

Einige Tiere machen sogar ihren Winterschlaf.

Im Winter verbringen wir oft mehr Zeit zu Hause.

Gemütliche Abende am Kaminfeuer oder Saunabesuche passen in diese Jahreszeit sehr gut hinein.

Im Winter warten wir auf das Christkind.

Zur Vorbereitung darauf gibt es den Advent.

Warten und Innehalten.

Innehalten und vielleicht doch auch einmal nach innen schauen.

An Silvester verabschieden wir uns vom alten Jahr und gleich darauf wünschen wir uns ein gutes, neues Jahr.

War das Alte so schlecht?

Liegt es nicht manchmal auch an uns selbst, was wir aus einem Tag oder Jahr machen?

Vergessen wir vielleicht dankbar zu sein?

Vergessen wir zufrieden zu sein, mit dem was wir sind und haben?

Es gibt bestimmt genug Menschen, die viel weniger haben als wir.

Akzeptiere Dich so wie Du bist.

So ist es gut!

Es hat sich schon jemand etwas dabei gedacht, warum wir so sind.

Versuchen wir andere anzunehmen, wie sie sind.

Auch wenn es manchmal schwerfällt.

Erwarten wir nicht immer eine Gegenleistung.

Unverhofft passieren Dinge, mit denen man nicht gerechnet hat.

Und es kommt anders wieder zurück.

Nutzen wir die vierte Jahreszeit, um Revue passieren zu lassen und wieder nach vorne zu schauen.

Kraft zu schöpfen und sich wieder auf den Frühling zu freuen.

Finde im Winter Deine Ruhe und Geborgenheit.

Advent

Du sitzt bei Dir zu Hause auf Deiner Couch und schaust Dir Deinen Adventskranz an.

Er ist mit dicken roten Kerzen geschmückt.

Du hast ihn dieses Jahr selbst gebunden.

Zweige von Tannen, Fichten, Bux und Efeu hast Du dazu verwendet.

Der Duft verbreitet sich angenehm im Raum.

Verziert mit Schleifen und Nüssen wird Dein Kranz zu einem Kunstwerk.

Sogar Zimtstangen und Nelken hast Du mit eingearbeitet.

Die Flammen der Kerzen flackern ein wenig.

Die Kerzen strahlen Wärme und Geborgenheit aus.

Die Kerzen verkünden den Advent.

Du atmest tief ein und aus und nimmst den Geruch der Kerzen wahr.

Du spürst die Wärme der Kerzen.

Diese Wärme verteilt sich in jeder einzelnen Pore Deines Körpers.

Du nimmst den Duft der Tannenzweige wahr.

Sie riechen leicht nach Harz und Advent.

Du schaust Dich in Deinem Raum um.

Der Rest des Zimmers strahlt Dir weihnachtlich entgegen.

Orangen gespickt mit Nelken stehen auf dem Fensterbrett.

Mandarinen und Nüsse liegen auf dem Tisch in einer Schale bereit.

Der Advent erfüllt Dich mit Wärme und Geborgenheit.

Der Advent zaubert Dir ein Lächeln in Dein Gesicht.

Der Advent öffnet Dein Herz und lässt Liebe fließen.

Du fühlst einen tiefen inneren Frieden in Dir.

Du fühlst Dich ruhig, gelöst und entspannt.

Weihnachten

Es ist Weihnachten und Du machst einen Spaziergang durch die Straßen Deines Ortes.

Überall ist alles weihnachtlich hell erleuchtet und dekoriert.

Lichterketten zieren Tannenbäume oder Häuser.

In jedem Fenster entdeckst Du eine Kerze.

Jedes Haus verkündet damit – es ist Weihnachten.

Dein Ort ist im warmen Glanz eingehüllt.

Laternen stehen am Wegesrand.

Einige Tannenbäume sind mit bunten Kugeln geschmückt.

Du atmest die klare Winterluft tief ein.

Mit der Ausatmung spürst Du,

dass alles was Dich belastet von Dir abfällt,

Die weihnachtliche Stimmung stellt sich in Dir ein.

Sie breitet sich aus.

In der Nähe vernimmst Du weihnachtliche Klänge.

Du verweilst für einen Moment und lauscht der weihnachtlichen Musik.

Dabei wird Dir ganz warm ums Herz.

Weihnachten, das Fest der Liebe und Geborgenheit.

Weihnachten, das Fest mit Deinen Lieben.

Weihnachten, das bist auch Du.

Dein Spaziergang führt Dich noch an einem Haus vorbei

in dem ein altes Ehepaar lebt.

Beide sind schon sehr gebrechlich und ihre nächsten Verwandten wohnen leider weit weg von ihnen.

Du stellst eine Tüte mit selbstgebackenen Plätzchen vor die Haustüre.

Du willst ihnen eine kleine Freude machen.

Im Nachbarhaus vernimmst Du eine kindliche Stimme:

„Mama, wann kommt endlich das Christkind?“

Du schmunzelst und machst Dich auf den Heimweg.

Es ist Weihnachten.

Das Fest der Liebe.

Du freust Dich auf Deine Familie.

Du freust Dich über Weihnachten und vergisst dabei das Jesuskind in der Krippe nicht.

Ich wünsche Dir, dass der Zauber von Weihnachten Dein Herz erreicht und berührt.

Mit Dir soll auch der weihnachtliche Friede sein.

Dies alles wünsche ich Dir nicht nur für Weihnachten, sondern auch für Dein ganzes Leben.

Sei mutig und trage es auch in die Welt hinaus.

Zurücknahmen

Zum Schluss möchte ich Ihnen noch ein paar Variationen unterbreiten, wie Sie mit einer Entspannungsgeschichte aufhören können. Gerne können Sie Ihre eigenen Worte bei diesen Varianten einbringen.

- Wir kommen aus der Entspannung zurück und atmen erst einmal kräftig durch.
  Beginne sanft Deine Finger und Zehen zu bewegen.
  Die Hände machen eine Faust und öffnen sich wieder.
  Du beginnst Dich zu räkeln und zu strecken,
  wie beim morgendlichen Erwachen.
  Wenn Du möchtest gähne und komme, wenn Du soweit bist, wieder zum Sitzen zurück.

- Atme dreimal Mal tief ein und aus und komme zurück in diesen Raum.
  Balle nun Deine Hände zu Fäusten und spanne Deine Beine an.
  Halte – und lasse alles schnell wieder los.
  Öffne Deine Augen und strecke und räkle Dich...

- Lasse Deine Atemzüge wieder tiefer und intensiver werden.
  Spüre, wie sich Deine Bauchdecke hebt und senkt.
  Strecke Deine Arme über den Kopf und mache Dich ganz lang.

Öffne langsam wieder die Augen, um den Raum um Dich herum wahrzunehmen.
Um anzukommen.
Wenn Du möchtest, hole beide Beine zu Dir ran und mache Dich ganz klein, wie ein Päckchen.
Wenn es Dir lieber ist, rolle Dich auf eine Seite und verweile noch für einen Moment.
Wenn Du soweit bist, komme über Deine rechte Seite zum Sitzen zurück.

- Komme nun langsam von Deiner Reise zurück.
  Lasse Deine Augen noch geschlossen.
  Spüre wie Du auf Deiner Matte aufliegst.
  Vielleicht hat sich etwas zum Anfang der Entspannung verändert.
  Vielleicht liegst Du entspannter auf Deiner Unterlage auf.
  Intensivere nun Deine Atemzüge und atme bewusst tief in den Bauch ein und aus.
  Spüre das Heben und Senken Deines Bauches.
  Spüre die Energie, die zurückkehrt.
  Du möchtest Dich gerne wieder bewegen.
  Du räkelst Dich, streckst Dich, gähnst, so wie am Morgen, wenn Du aufstehst.
  Du öffnest die Augen, um den Raum wieder wahrzunehmen, anzukommen, zurückzukommen.

Du kannst gerne beide Beine zu Dir ran ziehen,
um Dich ganz klein zu machen
und damit auch den unteren Rücken zu dehnen und zu entlasten.
Wenn Du soweit bist, komme über Deine rechte Seite zum Sitzen zurück.

- Komme nun langsam aus Deiner Fantasiereise zurück.
  Lasse Deine Augen dabei noch gerne geschlossen.
  Spüre, wie Du auf Deiner Unterlage aufliegst.
  Vielleicht hat sich etwas zum Anfang der Entspannung verändert.
  Vielleicht liegst Du entspannter auf Deiner Unterlage auf.
  Intensivere nun Deine Atemzüge und atme bewusst tief in den Brustkorb ein und aus.
  Spüre das Heben und Senken Deines Brustkorbes.
  Spüre die Energie, die zurückkehrt.
  Du möchtest Dich gerne wieder bewegen.
  Du räkelst Dich, streckst Dich, gähnst, so wie am Morgen, wenn Du aufstehst.
  Rolle Dich nun auf Deine rechte Seite und mache Dich ganz klein.
  Verweile noch für einen Moment und öffne dann langsam und sanft Deine Augen.
  Wenn Du soweit bist, komme zum Sitzen zurück.

Sei für den heutigen Tag bereit.

- Du spürst die Ruhe und Entspannung in Dir.
  Du weißt, Du kannst jederzeit an diesen Ort Deiner Fantasie zurückkehren.
  Trete nun langsam Deinen Rückweg an.
  Strecke Dich und mache Deinen Körper ganz lang.
  Lasse Deinen Kopf mit Deiner Ausatmung sanft zu einer Seite rollen.
  Komme mit Deiner Einatmung wieder zur Mitte zurück.
  Wiederhole das Ganze zur anderen Seite.
  Nimm nun ein paar tiefe Atemzüge und spüre, wie Du Dich gerne wieder bewegen möchtest.
  Dein Körper hat seinen Akku aufgeladen und ist voller Tatendrang.
  Hole gerne beide Beine zu Dir ran und lasse die Beine wie Schmetterlingsflügel Achter ziehen.
  Öffne die Augen um alles um Dich herum wieder wahrzunehmen.
  Wenn Du soweit bist, komme wieder zum Sitzen zurück.
  Freue Dich auf das, was heute noch vor Dir liegt.

- Du spürst Frieden in Deinem Herzen.
  Du trittst nun langsam wieder den Rückweg an.
  Strecke Dich, räkele Dich.
  Bewege Deine Arme und Beine.
  Nimm noch ein paar tiefe Atemzüge und öffne dann langsam wieder Deine Augen.
  Nimm diese Entspannung, diesen weihnachtlichen Frieden und dieses Meer an Geborgenheit mit in Deinen Tag.

Kontakt zur Autorin

ps.in.balance@web.de

YouTube Kanal: Petra Balance

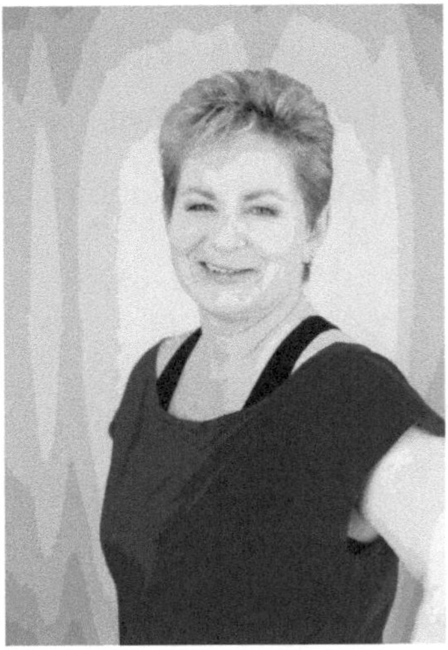

Mein Name ist Petra Silberbauer. Ich bin seit 20 Jahren Trainerin in Sportvereinen und im Fitnessstudio. Nebenbei bin ich Ausbilderin und Referentin für den BTV, BLSV und BVS in München.

In meiner Zeit als Trainerin lag mir das Thema Entspannung schon immer sehr am Herzen. Ich wünsche Ihnen viel Freude mit meinen Geschichten.

Danksagung

Ich möchte mich gerne bei Allen für die Unterstützung und Feedbacks für mein erstes Buch bedanken.

Dies gab mir den Anstoß ein weiteres Buch zu schreiben. Ich nahm Ihre Wünsche und Anregungen auf und so entstanden Fantasiereisen durch das ganze Jahr.

Die eine oder andere Geschichte lädt auch hoffentlich Sie zum Nachdenken und In-Sich-Gehen ein.

Danke an meine Korrekturleser Sonja Esser, Georg Silberbauer. und Ramona Silberbauer.

In den Wintergeschichten findet man ein paar Inspirationen von Brigitte Widl. Sie gab mir Ihre Notizen zur freien Verwendung.

Herzlichen Dank dafür.

Dem Wunsch nach Einführungen in die Entspannung und Rücknahmen aus der Entspannung kam ich gerne nach.

Danke an den Angelina Schulze Verlag für das erneute Vertrauen.